经典科学系列

可怕的科学
HORRIBLE SCIENCE

神奇的肢体碎片

BLOOD, BONES AND BODY BITS

〔英〕尼克·阿诺德／原著　〔英〕托尼·德·索雷斯／绘　邝平／译

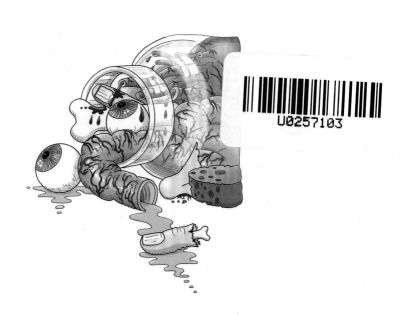

U0257103

北京出版集团
北京少年儿童出版社

著作权合同登记号

图字:01-2009-4336

Text copyright © Nick Arnold

Illustrations copyright © Tony De Saulles

Cover illustration © Tony De Saulles，2008

Cover illustration reproduced by permission of Scholastic Ltd.

图书在版编目（CIP）数据

神奇的肢体碎片 /（英）阿诺德（Arnold，N.）原著；（英）索雷斯（Saulles，T. D.）绘；邝平译 . —2 版 . —北京：北京少年儿童出版社，2010.1

（可怕的科学·经典科学系列）

ISBN 978-7-5301-2366-9

Ⅰ.①神…　Ⅱ.①阿…　②索…　③邝…　Ⅲ.①人体形态学—少年读物　Ⅳ.①R32-49

中国版本图书馆 CIP 数据核字（2009）第 183462 号

可怕的科学·经典科学系列

神奇的肢体碎片

SHENQI DE ZHITI SUIPIAN

［英］尼克·阿诺德　原著

［英］托尼·德·索雷斯　绘

邝　平　译

*

北 京 出 版 集 团

北京少年儿童出版社　出版

（北京北三环中路6号）

邮政编码:100120

网　　址：www . bph . com . cn

北京少年儿童出版社发行

新 华 书 店 经 销

北京宝昌彩色印刷有限公司印刷

*

787 毫米×1092 毫米　　16 开本　　10.5 印张　　50 千字

2010 年 1 月第 2 版　　2024 年 1 月第 55 次印刷

ISBN 978－7－5301－2366－9/N·154

定价：22.00 元

如有印装质量问题，由本社负责调换

质量监督电话：010－58572171

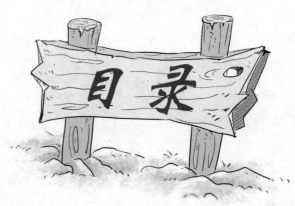

目 录

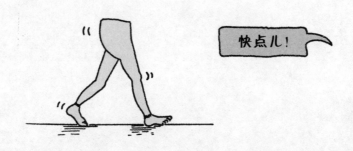

快点儿!

你了解自己的身体吗

科学真是令人困惑！额外的科学课作业更让人苦恼——其中最让人心烦的就是人体科学了。我是说，当你想到那些血呀，肠子呀，骨头架子呀什么的，难道不会害怕得浑身颤抖吗？

医生和老师总是喜欢用一些绕口令似的恶心词来形容人体器官，也许你本来并不知道自己身上还有这些怪东西。顺便提一句，你知道医学院的学生要学1万个新名词吗？而你居然还在抱怨英语难学？

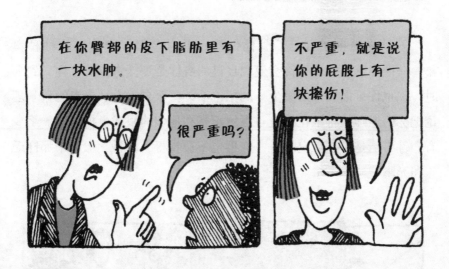

其实，人体科学并不是只属于专家们的事情——它属于每一个人，因为人人都有一个身体——而且，你也有权知道你的身体里正在发生什么，例如它有时候为什么会发出吱吱咯咯的声音，等等。

这就是本书将要讨论的内容——你真正想了解的、关于你自己身体的、关于那些可怕的人体器官，或者说可怕的人体器官的有趣故事。看完本书以后，你会找到以下这些问题的答案——上百亿个细菌正潜伏在你肠子里干什么？当大脑被劈成两半后会发生什么事？为什么有的医生要在病人身上放满黏糊糊的水蛭？如果你觉得自己对人体科学一无所知的话——这是一个改变你想法的绝好机会。

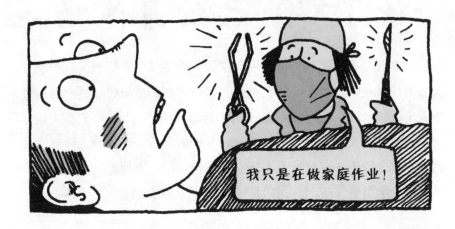

一旦你懂得了自己的骨骼结构，并且掌握了身体里的种种奥秘——谁知道呢？你也许会发现自己的身体是那么奇妙而有趣。到那时，你也许可以教你的医生一两招绝活，甚至拿一大堆深奥的科学理论把你的老师搞得眼花缭乱（当然不是在他们的眼球上捣鬼）。至少有一件事情是可以肯定的——你再也不会觉得人体科学像原来那样乏味和无聊了！

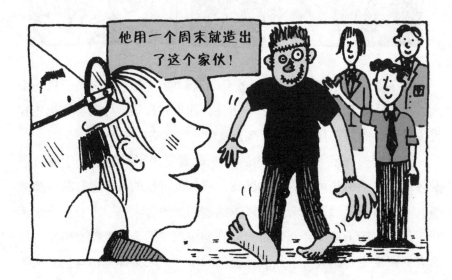

七零八碎的人体器官

一个令人厌恶的发现

午夜过后，雨点噼里啪啦地打在这座孤寂的小阁楼的窗棂上。屋内，维克托·弗兰肯斯坦借着一支蜡烛的微弱光芒，惊恐不安地盯着眼前——那个他刚刚用各种人体器官拼装起来的"怪物"——它是那样的丑陋和令人作呕。突然，一道电流穿过怪物的身体，它竟然像刚刚睡醒的人一样颤抖起来……

别害怕！这只是一个科幻故事。维克托是英国作家玛丽·雪莱在200年前创作的一个人物。到现在为止，还没有听说谁能够用各种人体器官成功地拼装出一个活人……当然啦，如果你有兴趣尝试的话，我可以提供如下一些建议……

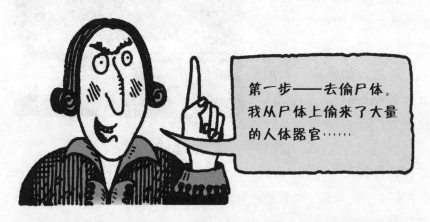

第一步——去偷尸体。我从尸体上偷来了大量的人体器官……

听起来有些毛骨悚然，对吧？可是别忘了，在维克托生活的年代，可供解剖研究用的尸体是非常匮乏的。在那个时候，很多国家都明文禁止人们用尸体做实验，然而科学家们却只能通过解剖，或者说"切割"尸体才能发现人体本身的奥秘。所以，在迫不得已的情况下，一些科学家只好去犯罪。

3

维克托盗尸指南

盗尸者就是指那些偷盗尸体的人。盗尸者知道医生都不惜花大价钱去收购那些可供解剖用的新鲜尸体。下面，就告诉你几个盗尸的绝招吧。（说不定可以赚一些额外的零花钱哦！）

方法一：刑场盗取。这是16世纪时，著名科学家安德鲁·维萨纽斯居住在比利时小镇卢万时用得最多的招术。

1. 等到天黑。

2. 想办法溜进附近的刑场，把所有能找到的犯人的尸体都挪到一起。

3. 肢解尸体，把碎块藏在斗篷里，这样就可以躲过门卫的盘问，再把尸体偷偷带进城里。

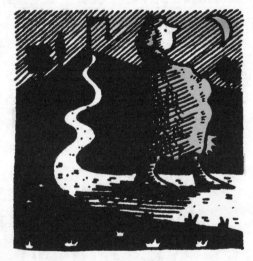

4. 把偷来的尸体碎块藏在卧室里，等有时间了再把它们拼接到一起。

当然，如果你在周围没有发现任何尸体，这招就使不上了。

方法二：盗墓。这招在19世纪的英国和美国流行甚广。

1. 等到天黑。要准备的工具包括：一把挖土时不会发出太大声响的木铲、一盏马灯、一张帆布床单、一些带钩的绳子、一根撬杠和一只麻布袋。

2. 奔赴墓地。一定要确认周围没有死者悲愤的亲属、牧师或是其他可能阻止你盗墓的人在盯你的梢。

3. 挖墓。把挖出的土全部堆在床单上，以便完事后一次性把土填回墓坑里，另外还可以避免你露出马脚。

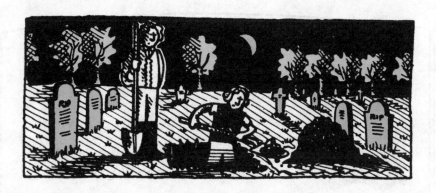

4．用带钩的绳子把棺材吊上来，再用撬杠撬开棺材……嘘！别出声！

5．把尸体装进麻袋，再将墓坑填平，踩实。

尽量在一个小时内完成所有事情。最后，别忘了带走你的床单！

人体拼图

假设你已经搞到了足够多的尸体碎块——不管是用盗刑场还是盗墓的手段，现在，你可以学着维克托那样把它们拼成一个活生生的"怪物"了。与普通的拼图规则不同的是，你要先从中间部位开始，不用去管那些边缘部分（皮肤）。在你确信所有零件都已经安放正确后，别忘了一些至关重要的部分，否则就会前功尽弃了。如果你不小心装错了，就得重新切开尸体，取出一些零件，再把那些漏掉的零件装回合适的位置。下面这张清单可以帮助你了解人体器官，并揭开和人体有关的种种奥秘。

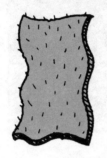

柔韧的皮肤

皮肤是一个巨大的防水防菌覆盖层，在受到损伤时可以进行自我修复。因此，它比任何材质的衣服都要好。它还具有自身的冷暖调节系统。另外，皮肤还承担了将身体所有部件按各自正确位置包裹起来的重任。

神奇的脂肪

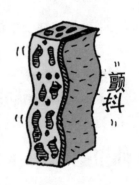

皮肤下面紧贴了一层脂肪，尤其是在腹部和臀部，那里聚集了厚厚的脂肪层。脂肪可以帮助抵御寒冷，还能方便地作为"怪物"平时吃的甜食中糖的贮存地。如果你的"怪物"早上喜欢跑步，就可以用掉其中的一部分糖了。

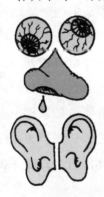

眼球、耳朵和流鼻涕的鼻子

它们依次承担着看、听、闻和鼻子吸气的重要任务。实际上，使这些器官真正发挥作用的却是你看不见的部分。它们组成了高科技的人体传输系统，把外界的感官信息转换成信号，再由大脑处理解码工作。所以，请务必保证神经系统和这些器官的正确连接。

你所需要的其他工具……

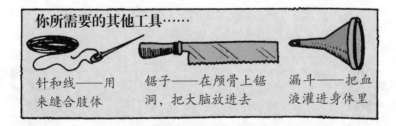

针和线——用来缝合肢体　　锯子——在颅骨上锯洞，把大脑放进去　　漏斗——把血液灌进身体里

精密的神经

这些是"怪物"的信号系统。它们负责报告大脑正在发生的情况，并把大脑的命令传达给懒散的肌肉以便让它们活动起来。神经伸展到身体的各处——从头顶到脚指尖，不过，人体内起主要作用的神经都会聚集在脊柱的脊髓里。

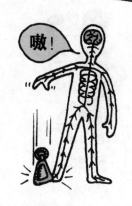

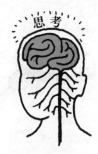

杰出的大脑

这部分就像是"怪物"身体的总指挥。它被轻柔地安置在颅骨内的上部，并因此得到了与外界隔离的保护。大脑里容纳了"怪物"所有的记忆和个性，所以千万不要猛烈撞击它。

强健的骨骼

人体一共有206块骨头——或许有的人会多几块或少几块。骨骼对于保持身体的直立非常重要，有了它们，身体才不会像泄了气的皮球一样瘫软下去。要把这么多块骨头都安装好，的确是件很麻烦的事情——别的不说，光是安装一只脚，你就得拼接26块骨头。

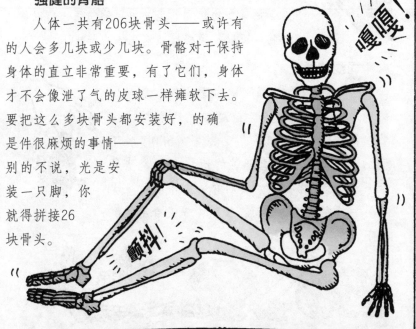

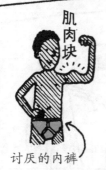

肌肉块

讨厌的内裤

有力的肌肉

即使不是人人都有凸显的肌肉块，但人人都有数百块肌肉。这些肌肉必须安置在正确的位置上，才能发挥它们的作用。每只手由20块肌肉组成；另外，为了挪动一下脚步，你的"怪物"就要动用200块肌肉来完成工作。

坚固的牙齿

这是身体中最为坚硬的一部分——用来对付那些如同橡胶一样难嚼的学校伙食。把这些牙齿按照正确位置排列，并教导你的"怪物"如何按时刷牙。

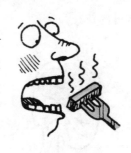

令人恶心的胃

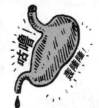

咕噜！

这是一个咯咯作响的肌肉袋子，里面装满了胃液和消化了一半的食物。听起来很"可爱"吧？胃对于捣碎食物起到了至关重要的作用，所以你的"怪物"可以轻轻松松地消化他的美味了。

可爱的肝脏

这是一个厚约15厘米的固状物，呈现出褐、紫、红3种混合色，真漂亮！它是"怪物"体内的"化学工厂"，从事着500多种不同的工作。如果没有肝脏的话，没有人能够活下去。现在，把它放回它的工作岗位上去吧——就在肠子的上面，横膈（呼吸专用肌）的下面。

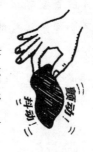

抖动！　颤抖！

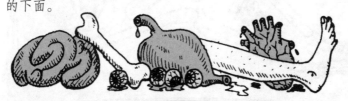

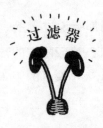

过滤器

灵巧的肾

肾可以从"怪物"的血液里过滤废物和杂质。人的体内有两只肾，左边那只的位置通常高于右边那只。

美丽的血液

血液是身体的运载系统，它里面携带了由肺吸入的氧气和少量的食物以滋养身体，这只是它的基本功能。除此之外，血液中的白细胞可以抵抗病菌，血小板有助于肌体自行愈合。是的，血液可以做很多事情。你的怪物需要5~5.5升的新鲜血液。

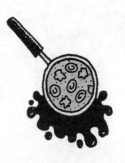

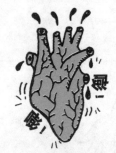

勤奋的心脏

这块肌肉负责把血液运送到身体各处。它的正确位置是在胸部左侧附近，不要放错了！同时要搞清楚的是，心脏的左侧供血给体循环，而右侧只供血给肺循环。

泡泡状的肺

肺就像是一对海绵状的鼓风机，它们位于胸部，可以容纳6升的空气。为了使身体细胞存活下去，你的"怪物"需要通过肺的呼吸运动来吸收空气中的氧气。

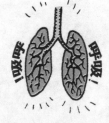

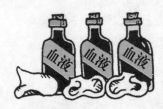

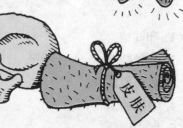

稀奇古怪的块块片片

身体的有些部位是人们所熟悉的，比如我们都听说过大脑，也都听过胃发出的咕噜声。但是，你熟悉你身体上那些比较陌生的部件吗？猜一猜下列这些稀奇古怪的名字中，哪些听起来不像真的？（如果你能猜出它们所在的部位，你就能得双倍的分数！）

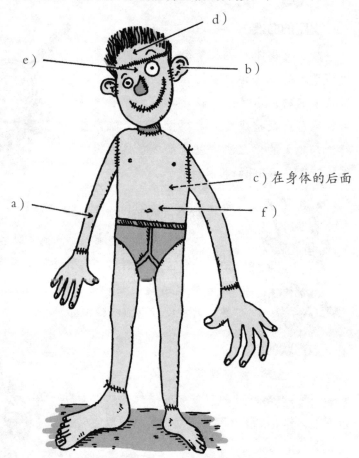

1. 卵圆窗
2. 尺骨鹰嘴
3. 阿诺德氏管
4. 心愿骨
5. 回力棒骨

6. 法布里克斯舟

7. 脚踏车腱

8. 肠扭结

9. 莫里斯肾箱

10. 布拉门巴奇氏窝

答案为真的是：

1.b）在大脑里——它是听觉系统的一部分；

2.a）在肘关节处；

3.d）在颅骨里；

6.e）颅骨的一部分；

8.f）肠子里弯弯曲曲的东西；

9.c）肾外的皮肤标志。

答案为假的是：4，5，7，10。

一切运转正常吗

当你组装一个"维克托的怪物"时，最好经常检查一下那些人体器官是否仍然保持着良好的状态。你可以通过显微镜检验一下细胞是不是还活着……

隐秘的细胞

你的身体大约由1000亿个活细胞组成，你可以根据发生在它们中间的各种化学变化来判断它们是否活着。每个细胞都像是充满了化学物质的半凝固状小球，它们小到只能用显微镜才能观察到。你甚至可以把上千个细胞都塞进这句话末尾的这个小句号里。

细胞的内部是一个神秘的世界。在这里，一种名叫线粒体的微小物质可以产生能量，它还附有运输和贮藏能量的区域。每个细胞都有一个细胞核，里面贮存着细胞的再生信息。有时，细胞可以通过分裂成两半的方法来产生新细胞。

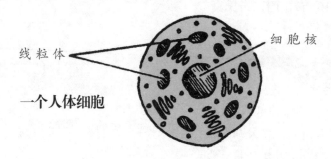

线粒体　　　　　细胞核

一个人体细胞

质量控制

一旦你的"怪物"组装完毕，你就需要用一系列既令人吃惊又略微可怕的工具来检查一下它体内各部件的工作状况是否正常有序。

X 射 线

以下一些设备使用的是X射线。X射线是一种肉眼看不见的特别光线，它可以穿透皮肤、肌肉和脂肪，但不能穿透骨头。所以，通过X射线拍片，就可以检查出骨骼状况是否良好了。

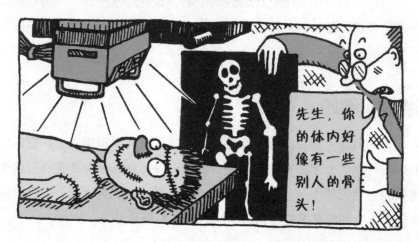

先生，你的体内好像有一些别人的骨头！

CT扫描仪：这架神奇的机器可以用X射线对"怪物"的大脑断层进行扫描，并把检查结果显示在计算机屏幕上。

血管造影图：注射了化学物质后的"怪物"的血管X射线照片。

为了看清人体组织的各部分，这里还有各种各样的管子可供选择，它们包括……

胃镜：一根末端带灯的长而弯曲的管子。它适合探入"怪物"的喉咙中探查胃和肠的状况。

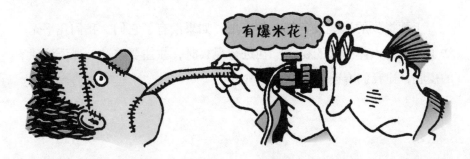

眼底镜：同时也是一个小亮灯，用它可以看清眼球里面是什么样。

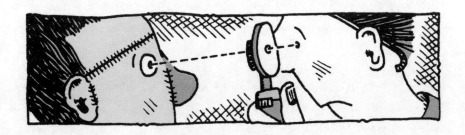

关节镜：一支酷似望远镜的管筒，可以用来检查关节内部。

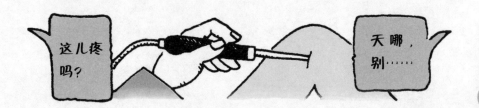

耳镜：一种类似手电筒的灯，可以用来照亮"怪物"的耳朵眼儿！

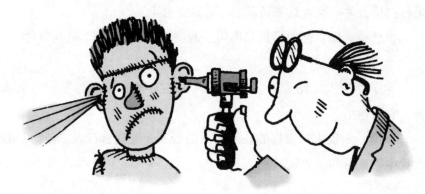

　　上面提到的这些设备都非常有用。如果没有了它们，我们几乎无法了解有关人体内部的秘密。在进行观察时，往往要透过一层汗渍渍的皮肤，让我们凑近点儿看看吧……

汗渍渍的皮肤

在房子的犄角旮旯里找一找，你肯定会发现一些指甲片、头发或是皮屑等有趣的东西。皮屑？对了——就是那些在某个夏日的早晨、在暖洋洋的阳光下跳舞的小碎末。它们大部分都是从我们的皮肤上脱落的皮屑——只占了你每天失掉的上百亿个皮屑中的一小部分。

皮肤档案

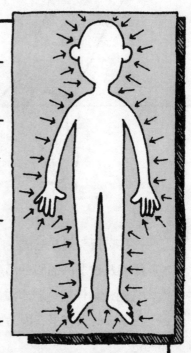

姓 名：皮肤

位 置：遍布身体外部。

作 用：保持正常体温并防止细菌侵入。

恐怖细节：容易感染各种皮肤病，如粉刺、暗疮等。

惊人特征：成人的皮肤可以占到2平方米的面积，儿童的皮肤也可达到1.5平方米。皮肤是人体上最重的部分，根据每个人体型不同，分别可以达到2.5~4.5千克。

讨厌的皮肤病

医生们都喜欢在吃饭的时候看书，他们最爱看什么书呢？一大堆印满彩色皮肤病照片的医学杂志！恶心吧？现在，给你一个检验自己能否成为医生的好机会——试着给下面这些图示找出相对应的皮肤病名称吧！

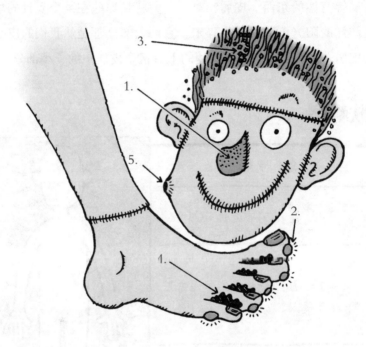

a）长在脚指头间并造成皮肤脱落的一种真菌。

b）汗液及过多的油脂分泌造成的毛孔堵塞——其结果是不断红肿胀大，直到最后爆裂，脓水溢出。

c）在寒冷的天气里，因为血液循环不畅而导致脚趾上出现的又痛又痒的疮。

d）死皮细胞与油脂形成的混合物。

e）油脂性的死皮细胞与空气接触后变成了黑色。

1.e）黑头粉刺；

2.c）冻疮；

3.d）头皮屑；

4.a）脚癣；

5.b）疖肿。

脏兮兮的鼻子

如果你的皮肤病已经发展到令人厌恶的地步，那就干脆来一次整容手术吧，换掉那些不美观的部分。

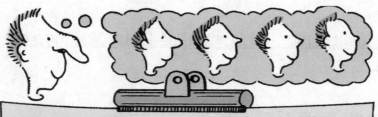

你肯定不知道！

现代整形外科医生可以在人体的表层皮肤上大做文章——通过增加或是割除皮肤的方法改变人原本的相貌。如果你有足够的钱，就可以改头换面，重新塑造自己身上的任何一个部分！其实，最早的整容手术起源于2000多年以前的印度，那时的罪犯常常会被割掉鼻子，以示惩罚。后来有人发现，如果把前额或是脸颊处的皮肤缝到伤口处，会显得好看一些。在意大利的西西里地区，这种设想被推进了一步。有个叫勃兰卡的恶毒医生竟然把奴隶的鼻子割下来，缝在了一个在战斗中失去鼻子的病人脸上！现代整形外科医生可以通过移植人体表层皮肤的办法来改变人的模样，医学上把这种手术称为"植皮术"。

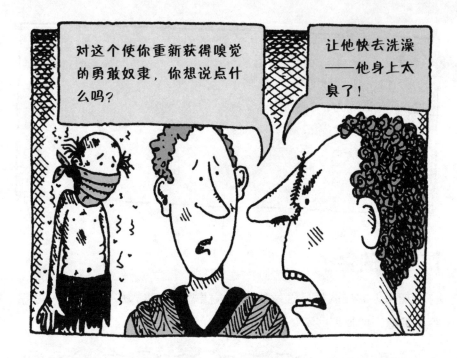

　　如果皮肤表面令人吃惊和害怕的话——那么它的下面会更加令你惊讶!

到皮肤下面看看

　　如果你揭起一个成年人的皮肤(这可是一件很琐碎的工作),它可以覆盖大约2平方米的面积。儿童的皮肤面积大约为1.5平方米。皮肤是人体最重的部分,根据个人体型的不同,分别可以达到2.5~4.5千克不等,就像刚从超市买回来的满满一袋食物那么重!可是皮肤的外层却不及1毫米厚。尽管如此,它里面还装载了感知冷热的感受器、血管、脂肪以及产生汗液的细胞等。糊涂了吧?那么想象一下,如果你的皮肤是一件不可思议的、融高科技和流行时尚为一体的太空服,你敢穿上它吗?

一件生日礼服

你想过穿什么样的衣服感觉更舒服吗？就是某种在冬天变得温暖、到了夏天又会变得凉爽的奇特服装！试试你的生日礼服吧！你猜怎么着——其实你早在出生的那天就已经穿上它了——对，就是你出生的那一天。

这些不可思议的东西让你惊奇吧！把"生日礼服"独特的高科技魔法讲给你的朋友们听吧，肯定会让他们大吃一惊！

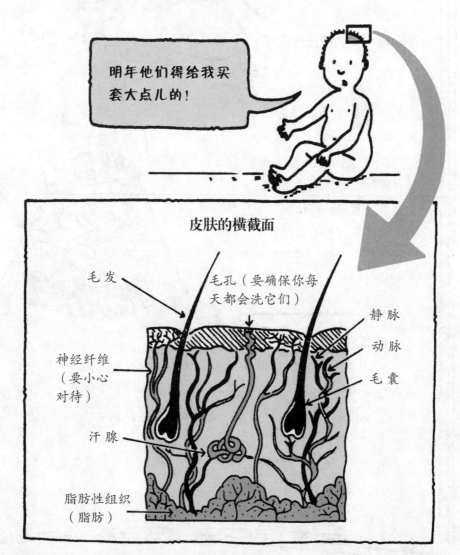

令人惊奇的
生日礼服

新生儿免费

永不褪色

颜色选择

唯一安全的光致变色

1. 你的"生日礼服"颜色有深有浅，这是由皮肤里的黑色素导致的。

2. 普通的衣服会因强烈的日晒而褪色，而你的"生日礼服"只会被阳光晒黑，以保护你不受有害光线的侵袭。为了实现这个目标，你的"生日礼服"会不断地增加黑色素。

前面

自动冷却系统

3. 如果"礼服"过热，这个独特的系统就会自动开启。"冷水管"会通过制造汗水使"礼服"的外部冷却下来。

4. 每套"礼服"里容纳了大约300万只这样的小"冷水管"（就是我们所说的"汗腺"），而且每根"冷水管"都卷得紧紧的，如果你把它拉直的话能有一米多长！所有这些"冷水管"的长度加起来可以达到3660千米！

厂商的警告

5. 在天气炎热的日子里，自动冷却系统每小时都会失掉1.7升的汗液，所以一定要记得多喝水。

6. 腋窝下面和两腿之间的汗液里含有细菌爱吃的化学物质。所以，细菌的存在会使这些不新鲜的汗液变得奇臭无比（拜托，请你一定要仔细阅读"护理与保养"的第9条）。

自我修复系统

7. 有些人会使用除体臭剂来对付上面提到的问题。除体臭剂的作用是通过堵上冷却系统的小孔来生效的。幸运的是，这种玩意儿不可能堵住所有流出的汗液，要不然，你的"生日礼服"可就要热爆了！

自动冷却系统

后面

不易保养处

避开有害光线

护理与保养

8. 因为具有独特的自我修复系统，所以你的"生日礼服"几乎不需要任何保养。如果不小心被划破或是受损的话，过一段时间它还能重新长出来！

9. 你所要做的是——用香皂和清水轻柔地洗掉沾在表皮上的污垢和皮屑。不要担心皮屑会脱落，因为你的"生日礼服"总会不断长出新的来！

敢不敢试试——皮肤是怎样工作的

要做这个实验，你得先洗个热水澡。没关系——所有伟大的科学家都必须作出点儿牺牲。

1. 注意一下，你的皮肤被热水泡过后变成了什么颜色？

a）红色

b）蓝色

c）白色

2. 用手表测量一下，多长时间后你的皮肤会起皱？根据你细致的观察，你认为导致这种现象产生的原因是什么？

a）热量

b）人老了

c）水

答案

1.a）为了帮助皮肤散热以调节过热的体温，皮下的血管会扩张以便让更多的血液流通，这样就导致你的皮肤变成了红色！

2.c）在你的皮肤表面覆盖了一层叫作"皮脂"的油脂性物质，它们的作用是防止水分侵入。但是一段时间后，一些水分会渗入皮肤并导致表皮下层浸水，这样一来，皮肤表层就会起皱。记住，皮肤里渗入了过多的水分可不是件好事，你的皮肤细胞会不断吸水直到最终胀破。值得庆幸的是，你的毛发和指甲并不会因此而受到影响。

可怕的毛发
和藏污纳垢的指甲

现在来谈谈毛发和指甲怎么样？毛发就是那些喜欢堵在浴室地漏里制造麻烦的家伙；而指甲里面呢，也总藏着一些黑糊糊的脏东西。不过话说回来，它们总能用一种讨厌的方式来吸引我们的注意力。

毛发与指甲档案

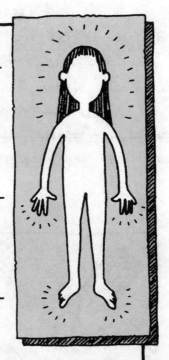

姓 名：毛发、指甲

位 置：你的全身被大约500万根纤细的毛发覆盖着，其中最长的毛发生长在你的头上（惊讶吧）。而指甲呢，当然是长在你的手指和脚趾上啦！

作 用：毛发可以替你保暖，而指甲则保护你的手指和脚趾，避免它们在接触硬物时受伤。

恐怖细节：据说人死以后身体上的指甲和毛发还会继续生长一段时间。

惊人特征：毛发和指甲都是由一种被称作"角蛋白"的物质构成的，这种物质也是形成漂亮羽毛和恐龙利爪的材料。

23

令人汗毛竖立的头发

想了解一些关于毛发的可怕秘密吗？你的机会来了！拿它们去吓唬吓唬你的理发师吧！

1. 大多数人的头上约有100 000根头发，浅色头发的人有150 000根，而长了一头红发的人却只有90 000根头发。（鬼才知道是谁计算出来的！）

2. 头发的生长速度是每个月1厘米或是每天0.33毫米，炎热的天气会使你的头发长得快些。所以，如果你生活在北极的话，就不用那么频繁地理发了——当然，在那里，你也不会希望经常理发了。

3. 大多数人的头发长不到90厘米就会脱落。正常人每天大约会掉60根头发，如果再多的话，你可能很快就会变成秃子了！

4. 头发非常结实，一根普通的头发甚至比与它粗细相等的一根铜丝还要结实，用1000根头发拧成的绳子可以提起一个健壮的男人。

5. 人受惊吓时头发会竖起来，是因为皮肤里的小块肌肉牵动发根的缘故。这么做的目的，是为了使你在敌人面前显得更强大和更吓人一些。当然，这也是猫在打架之前会竖起休毛的原因。

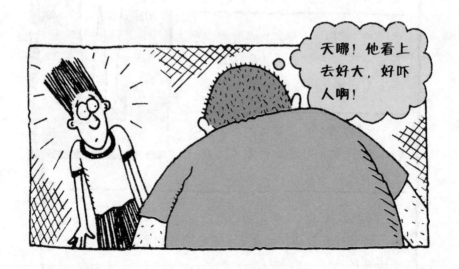

天哪！他看上去好大，好吓人啊！

咬指甲者须知

现在，就用下面这些有关指甲的传说去迷惑一下你的指甲美容师吧！

1. 你指甲下面的地方叫作指甲床（不是印度苦行僧睡的那种床），你的指甲是从一个叫指甲槽的地方长出来的。

2. 如果你的指甲被门框挤伤后，它会停止生长并且脱落。值得庆幸的是，一个可爱的新指甲会重新长出来。太棒了！

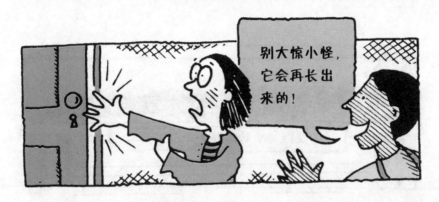

别大惊小怪，它会再长出来的！

3. 有时候，过长的脚指甲会嵌到旁边的肉里去，这种可怕的情况是因为你不经常修剪指甲而造成的。而且，剪指甲可比咬指甲要好多了！

4. 咬指甲当然不会要你的命，但它看起来很恶心。你除了把指甲弄疼之外，还会协助大量细菌顺利进入你的口腔。尤其是在高级餐馆用餐时，如果你连自己的脚指甲也要啃，肯定会让其他人难以下咽的！

5. 如果你一年不剪指甲，它们会长到2.5厘米长，但是和有些人比起来，这只不过是小菜一碟！

打破纪录的人

最长的手指甲：施瑞德哈·齐拉奥，印度普诺马哈拉施特拉人，他从1952年开始停止剪指甲，到了1995年时，他左手上的指甲已经长达574厘米。

　　最长的头发： 印度的玛塔·雅格达姆巴有一头总长为423厘米的头发。可是在一般情况下，人的头发长到90厘米时就会停止生长并自动脱落，所以这个有趣的纪录让人感到惊诧不已。

　　最长的络腮胡子： 美国人汉斯·N.兰塞斯拥有一把长达533厘米的胡须。不幸的是，汉斯先生早在1927年就离开了人世。好在他那著名的胡须现在仍在一家博物馆里展出。

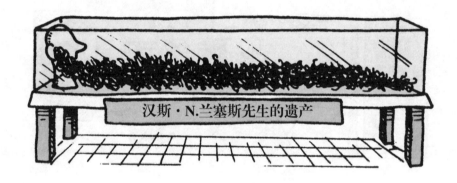

汉斯·N.兰塞斯先生的遗产

　　最长的唇须冠军： 印度人康岩·朗姆基·塞恩从1976年开始蓄他的唇须，到了1993年，他的唇须已经达到了339厘米长。

　　亚军： 英国人约翰·瑞从1939年开始留唇须。1976年时，他的唇须已经长达189厘米。可是，有一次洗澡时他不小心坐在了自己的胡子上面，导致宝贝唇须被扯断了42厘米长的一段。

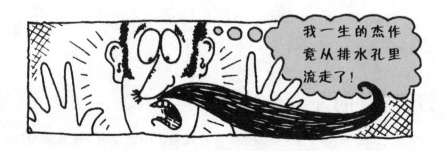

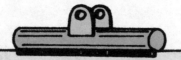

你肯定不知道!

　　虽然你的皮肤上遍布毛发,但皮肤仍然可以感知到它们接触的物体是什么。你已经知道这些了?好吧,不过我敢打赌,下面这个你肯定没听说过——人类的手指尖极其敏感,就算接触的某个东西轻轻移动了千分之一毫米,它们也能感觉得到。听起来像是个研究触觉的题目吧!别忘了,触觉还只是你所有5种感觉中的一种!

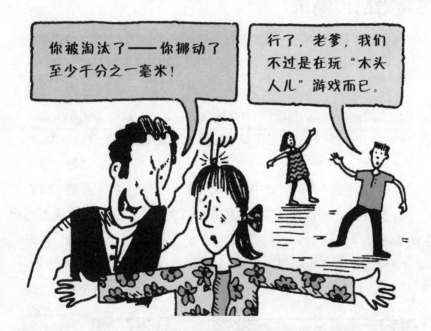

感情丰富的 感觉

　　恭喜你，你是一个感觉敏锐的人——如果失去了敏感的触觉、视觉、味觉、嗅觉和听觉，你会变成什么样呢？简直不可想象。不管你的世界观是乐观的还是悲观的，感觉一直都在帮你认识周围的一切。而且，它们是那样的令人惊异——竟然具有丰富的情感！

感觉敏感度测试

　　请指出以下这些关于感觉的描述中哪些是正确的，哪些是错误的？

　　1. 只需要1/4秒的时间，你就能察觉到周围发生的某些变化。

（正确／错误）

　　2. 人的肉眼可以分辨出800万种色彩。　　　　（正确／错误）

　　3. 人的肉眼具有比感光度最强的胶片还要敏感1000倍的能力。

（正确／错误）

　　4. 有些人可以看到阳光中的紫外线。　　　　（正确／错误）

　　5. 即使把一滴柠檬汁混入129 000滴水中，你的舌头也能尝得出它的味道。　　　　　　　　　　　　　　　　（正确／错误）

　　6. 你的鼻子能够闻到远在200米以外的一双臭袜子发出的味儿。

（正确／错误）

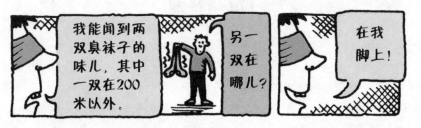

　　7. 你的耳朵能够分辨出两个间隔只相差十万分之一秒的声音。

（正确／错误）

8. 你的耳朵能够分辨出从细微的吱吱声到低沉的隆隆声等1500种不同频率的声音。 （正确 / 错误）

9. 有人能够听见位于大气层上层的空气流动的声音。

（正确 / 错误）

10. 即使被关在一间没有窗户的房间里，你的身体也能准确地判断出时间。 （正确 / 错误）

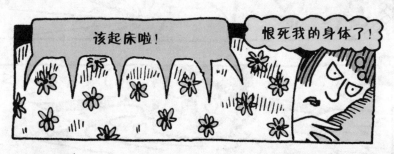

答案

1. 错误，你的感觉比那快多了。

2. 正确。

3. 正确。

4. 错误，你可千万别冒险，直接看太阳对眼睛危害很大。

5. 正确。

6. 错误，不过得看那双袜子到底有多臭。

7. 正确，如果两个声音分别进入不同耳朵的话。

8. 正确。

9. 理论上成立但是还没被证实，就算对一半吧。

10. 正确。

你的触觉

你听说过位于皮肤下面的感受器吗？如果听说过的话，你是否知道它们被分为了5大类？而且，它们分别以不同的方式接触这个世界。

现在，就让一位勇敢的志愿者带我们去感知一下不同的感觉吧。
看看下列5个实验中，分别是哪种感受器在发挥作用？

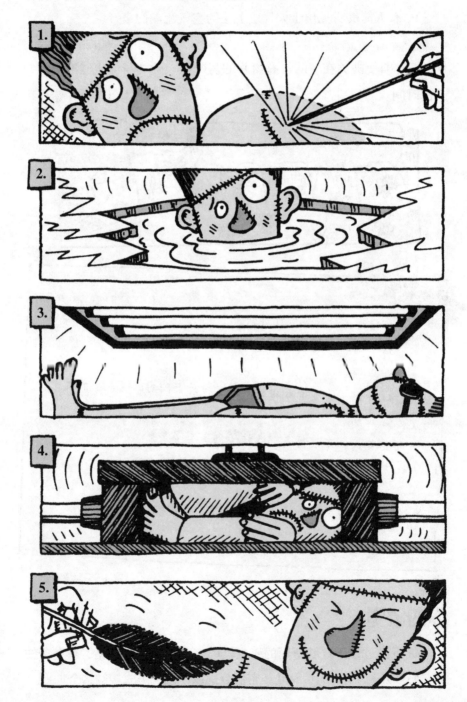

这里有一些感受器，它们中有的是以发现它们的科学家的名字来命名的。需要特别说明的是，这些伟大的人在搞研究的过程中一定吃了不少苦头。现在，就请你把这些名称和上一页的画面搭配起来吧！

a）诺夫尼神经感受体——感知热。

b）克劳斯神经感受体——感知寒冷。

c）神经末梢——感知疼痛。

d）麦斯纳神经感受体——触觉。

e）潘斯聂神经感受体——感知压力。

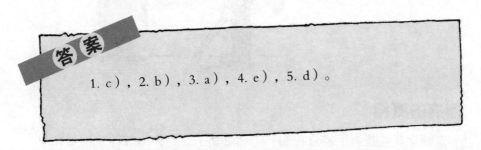

答案

1. c），2. b），3. a），4. e），5. d）。

有关疼痛的好消息和坏消息

你可能觉得神经末梢只会给你带来疼痛的感觉，简直是坏透了！看起来你好像是对的，不过，万事总会有好的一面吧？

好消息之一

你的身体拥有500 000个感受器，正是它们使你保持着与外部世界的联系。听起来不错吧？

坏消息之一

同样，又是这些感受器把各种各样难以忍受的疼痛传给了你。唉！

好消息之二

还好，在你的大脑内部有一个专管消除疼痛的地方，这也正是有的士兵在腿部受伤后仍然可以继续战斗的原因。听起来很酷吧？

坏消息之二

当然，事后这位英勇的士兵就有大麻烦了——他可能会被锯掉一条腿！有趣的是，一些失去了腿的人经常会感到自己的断肢在发痒！
很神奇吧！

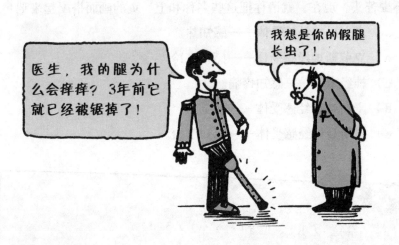

疼痛的真相

痛觉其实是为了警告我们："你受伤了！"你的神经末梢正在冲
你大叫："快停止！""下次小心点儿！"这可是个有用的讯息。所
以，轻微的疼痛对你来说是很有好处的！听起来有点儿像你们老师说
的话，但是，这难道不算一个好消息吗？

有感情的视觉

视觉是你身上最富有感情的一种感觉。如果没了它，我们就只
能在黑暗里过活啦！你知道你的眼球就像是一只充满了透明果冻的小
型摄像机吗？如果在圣诞节，你收到了这样一份作为礼物的"摄像
机"，你会喜欢它吗？

眼球摄像机

只有使用这架眼球摄像机，你才能相信自己所看到的一切。只要
对准焦距和方位，你就能在漆黑的夜里把各种高速度的动作都尽收眼
底了。而且，不论你去哪儿，你的眼球摄像机都会寸步不离地跟随着

你。所以，你尽可以放心大胆地使用这架"摄像机"——那两个紧贴在你眼眶内部的亮晶晶的小圆球！

眼球摄像机

高科技装置

1. 虹膜后面的晶状体可以自动调节，以适应观察不同远近的物体。

2. 在与一张邮票大小相等的面积内，你的眼球上密布了不少于1.3亿个感光细胞。

3. 各种图像被你的神经系统传送给电脑屏幕（或者说大脑）。

独特的保护性能

1. 当停止使用眼球摄像机时，你的眼皮会自动合上，以保护眼球。

2. 一块透明的圆形薄膜保护着你的晶状体，这样，讨厌的小苍蝇就不会弄坏清晰漂亮的画面了。

3. 摄像机的晶状体由虹膜进一步保护着（虹膜可呈现不同的色彩），虹膜内的瞳孔自动缩放系统还能保护你的眼球不受强光刺激。

自由转动功能

1. 你的眼球摄像机是世界上唯一一架充满了水的摄像机。在眼球的玻璃体里有很多胶冻状物质，它们可以帮助你拥有清晰的视觉。

2. 另外，6条纤细的肌肉把眼球牢牢地固定在眼眶内，所以你大可放心——不管你的眼球怎么滴溜溜乱转，也绝不会掉到地板上！

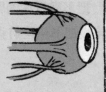

敢不敢试试——眼球是怎么工作的

看来你已经急于想了解你的眼球摄像机了，那就做做下面几个实验吧。

实验1：在黑暗中观察物体

你需要一间没有光线的黑屋子、一支手电和一个西红柿。

先用手电在西红柿上照照，然后移开。观察一下，当你移开手电时，西红柿的颜色发生了什么变化？为什么？

a）西红柿一直呈现红色，因为眼睛在黑暗中能够看见颜色。

b）西红柿在灯光下呈现红色，后来变成灰色了，因为眼睛在黑暗中看不见颜色。

c）西红柿在灯光下呈现红色，后来变成蓝色了，因为眼球的感光细胞在黑暗中无法正确分辨颜色。

实验2：测试你的两只瞳孔

你需要一间没有光线的黑屋子，一面上方带灯的镜子。在黑屋子里等到眼睛完全适应黑暗后再开始实验。

用一只手遮住左眼，然后打开镜子上方的灯。你会发现没被遮住的那只瞳孔突然变小了。那么，左眼的瞳孔会有什么变化呢？

a）和原来一样大。

b）和右眼一样变小了。

c）变得比原来大。

实验3：眼球消失之谜

把书靠近你的脸并闭上左眼，用右眼盯住画面左侧的小眼球，然后慢慢把书从脸前移远。画面右侧的小眼球怎么不见了？

a）眼睛在某一距离上不能聚焦。

b）在感光细胞群中间有一条空隙。

c）感光细胞感到疲惫，不愿再看东西。

答案

1.b）在每只眼球里有700万个锥形感光细胞，它们可以看到各种颜色（包括红色、绿色、蓝色），但它们只能在光线好的条件下工作。另外还有1.24亿个杆状细胞可以在微弱的光线下工作，但它们只能分辨黑白两色。

2.b）两只瞳孔只能集体工作，就像你们在学校里只能共同活动一样。

3.b）眼球里有一个盲点，当物体的影像落在上面时，看起来就像是消失了。盲点位于视觉神经与眼球内部相连接的地方。

保护眼球的八大注意事项

1. 你压根儿不用管你的眼球，因为你的身体会替你做这些工作。

2. 眼球一出生就具备了自身的"挡风玻璃"清洗服务——我们管这种服务叫"哭泣"。

3. 幸运的是，你用不着为了要清洗"挡风玻璃"而逼自己难过，因为生病、咳嗽或是不小心把东西弄进了眼睛也会产生泪水，甚至在你大笑时也可能会流泪。

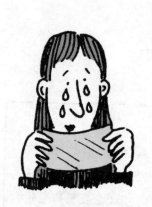

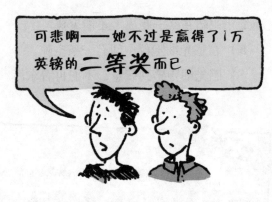

4. 当你眨眼时，泪水也会充满眼球表面。人的每次眨眼都要用掉0.3～0.4秒的时间——也就是说，合计起来就是每天半小时或一生中一年以上的时间。真是浪费啊！

5. 那些你没用掉的泪水会在泪腺里干掉，泪腺从眼角导入鼻腔，那些干掉的眼泪就是你每天清晨从眼角擦掉的眼屎。

6. 你的每只眼睛都受到200根睫毛的保护。每根睫毛在生长3～5个月后会自动脱落，再从老地方长出一根新的睫毛。

7. 在你的睫毛的根基处生活着一些微生物，它们有8条腿，看起来像鳄鱼。但不用担心，它们不会给你造成任何伤害。实际上，它们所做的只是帮你吃掉眼眶内的一些有害细菌罢了。

8. 如果有了这些保护和注意措施之后，你的眼睛仍然看不清楚——那你就只能去配一副眼镜了！

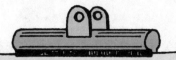

你肯定不知道!

　　你戴眼镜吗？如果你是近视眼的话，那你可能很难看清楚远处的物体。远视眼就是……你可以猜一猜。所有这些麻烦都是因为你的眼球变形而造成的。一副眼镜就像是为你的眼睛附加了一对额外的晶状体。好了，高兴点儿吧——这比把眼球抠出来再压回原形要容易多了。

原始的眼镜

　　世界上最早戴眼镜的人是已经死了很多年的古罗马皇帝尼罗。他曾经使用一块弯曲的绿宝石来观赏那些古罗马竞技中狮子把人撕成碎片的野蛮场面。听起来品位很差吧……

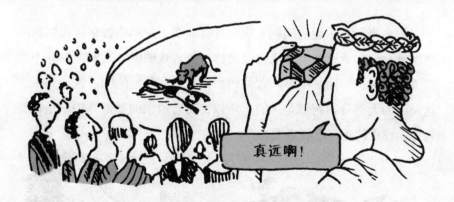

真远啊!

可怕的味觉和令人厌恶的嗅觉

　　这里有一些关于味觉和嗅觉的麻烦。它们当然都是"富有感情"的感觉，会带给你一些感人的体会，比如你最喜欢吃的美味食物和玫瑰花的醉人清香等。当然，它们也会带给你苦涩的味道和臭烘烘的气味。

可怕的味觉

如果想了解更多关于味觉的奥秘，你必须先窥探一下你那沾满口水的嘴巴。最好现在就看，要不然你可能会被吓跑了。

仔细看看你的舌头吧。说"啊，啊……"，你能看到上面那些小小的凸起和纹路吗？这些小小的纹路上分布了大约8 000多个味蕾，它们通过神经与大脑相连。不同的味蕾主管着不同的味觉，包括甜、酸、苦、咸等。

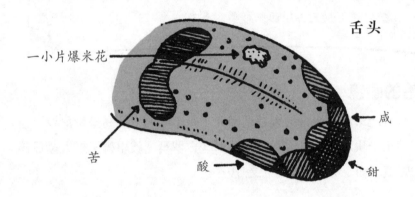

舌头

一小片爆米花

咸

苦

酸

甜

提一个很不识趣的问题：你为什么非要去吃那些苦东西呢！我的意思是——究竟有多少苦味食物是你真正喜欢的呢？其实，你并不需要去吃掉它们，而是要靠味蕾的作用把它们和其他的味道区分开来。这是因为大部分毒药都是苦的，所以，对苦敏感的那部分味蕾是在警告你，你可能正在吃有毒的东西！

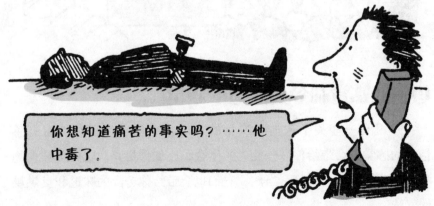

你想知道痛苦的事实吗？……他中毒了。

令人厌恶的气味

你的嗅觉设备是一个2.5平方厘米的块状物，它位于鼻孔的后上方。这个小块上布满了数量超过50亿根的凸起线状纤毛。

线状纤毛都在从事着非常恶心的工作。它们8个一组悬挂在鼻子里面，棒状的根部淹没在鼻涕里。呃！气味是以分子小颗粒的状态飘浮在空气中的，当这些微小颗粒附着到纤毛上时，就激发了一种化学反应并以信号的方式传递给神经系统。

灵敏的感受性

你的嗅觉有着灵敏的感受性，它甚至比味觉灵敏10 000倍。在周围都是恶臭的时候，如果能闻到一点香喷喷的气味就好了。还有，你的鼻子可以闻到从一个讨厌鬼嘴里喷出来的1个分子的臭橘子水味，即便是它和300 000 000 000个分子的新鲜空气混合在一起也完全没问题。够神的吧！

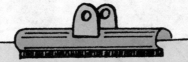

你肯定不知道！

人们总喜欢将味觉和嗅觉混为一谈是因为……

1.它们总是共同工作以协助你品尝美味的食物。

2.当你在吃炸薯条时你会想：这些薯条吃起来真香啊！而实际上香味是被闻到的。

3.如果你闻不到香味的话，它们的味道吃起来可能像木头。

4.当你感冒鼻塞的时候会发生这样的情况：鼻腔被鼻涕堵住了，什么也闻不到，食物自然也变得不好吃了。可怕吧？

傻乎乎的声音探测器

耳朵是两个怪家伙，这一点，只要看看那些长得怪模怪样的耳朵形状就知道了。但是，让人惊讶的是，耳朵的里面还要更古怪！一起来听听吧……

耳朵的工作原理

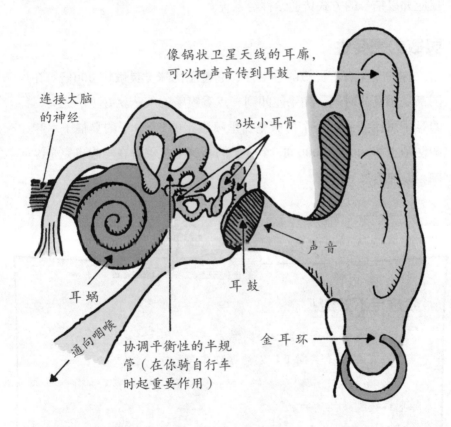

像锅状卫星天线的耳廓，可以把声音传到耳鼓

连接大脑的神经

3块小耳骨

声音

耳蜗

耳鼓

通向咽喉

协调平衡性的半规管（在你骑自行车时起重要作用）

金耳环

耳朵就像是把几个卫星天线和一个鼓连接成三角形，再用一个做木工活用的水平仪把它们和一个话筒粘连起来形成的。很简单，是吧？

1. 就像卫星天线的工作原理一样，耳朵收集空气中的声音信号，并把它们射入耳朵眼里。你的耳朵把这些信号变成了声音。

2. 耳鼓就像是一个真正的鼓，当声音落在上面时它就会发生振动。

3. 振动的耳鼓引起3块小耳骨碰撞发声，其原理就像是用棍子敲击三脚架。

4. 耳蜗收集声音，并把它们变为神经信号传入大脑。其原理就像用话筒把声音收集起来并导入电线。

5. 半规管内充满了液体，它们随着头部的晃动而晃动，这很像是木匠使用的水平仪。半规管里的感受器可以帮助你保持平衡。这对走钢丝的演员来说可是一个好消息！

一份紧急健康警报

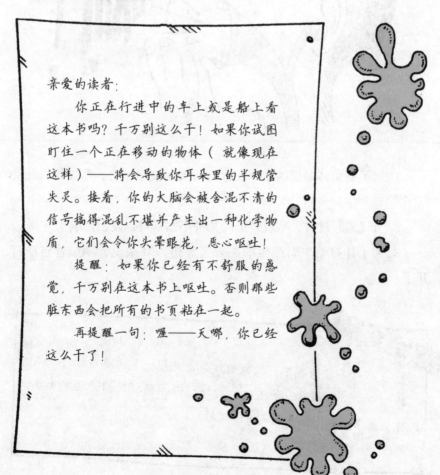

亲爱的读者：

　　你正在行进中的车上或是船上看这本书吗？千万别这么干！如果你试图盯住一个正在移动的物体（就像现在这样）——将会导致你耳朵里的半规管失灵。接着，你的大脑会被含混不清的信号搞得混乱不堪并产生出一种化学物质，它们会令你头晕眼花，恶心呕吐！

　　提醒：如果你已经有不舒服的感觉，千万别在这本书上呕吐。否则那些脏东西会把所有的书页粘在一起。

　　再提醒一句：喔——天哪，你已经这么干了！

敢不敢试试——耳朵里为什么会响

现在，试着打个哈欠，刚开始的时候，你是不是听到了一些细微的丁零零的声音？如果没听到的话请再试一遍。猜一猜，为什么会出现这种现象？线索：你的咽鼓管正在做某些事情——它是连接口腔和耳朵深处的一条非常有用的小管道。

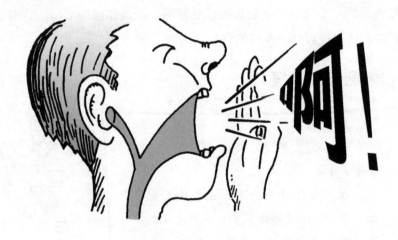

1. 为了避免耳朵里的东西在你打哈欠时被喷出去，咽鼓管自动关闭了。

2. 当气流经过时，咽鼓管里的某种小器官可以发出声响。

3. 为了让打哈欠时产生的额外气流进入耳朵里，咽鼓管自动打开了。

答案

3. 在一般情况下，人的咽鼓管是关闭的，但是当任何一端的气压突然增强时，管道就会自动打开。同样的例子还发生在你突然上升或下降，或是深呼吸时。

跟感觉说 "拜拜"

你身上的每种感觉都是独一无二、富有情感的，但它们也有共同之处——就是都需要有人或是有东西进行交流并迅速给出回答。所以，它们不约而同都把所有的信息传给了——你那个令人糊涂的大脑。

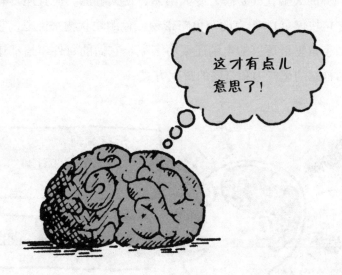

令人糊涂的大脑

你的大脑让人费解，令人困惑，使人糊涂，而且还具有欺骗性。就拿这块仅重1.5千克的灰色略带粉红色的块状物来说吧，它怎么会比已知宇宙里最厉害的电脑还要厉害呢？它做的每件事情都让人费解，包括神秘的记忆力和奇怪的睡眠方式。

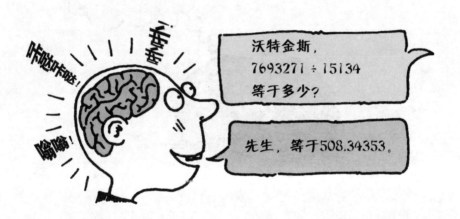

沃特金斯，7693271 ÷ 15134 等于多少？

先生，等于508.34353。

大脑每天做什么

这是一个令人费解的问题。和身体的其他部位不同，大脑看起来并没做什么激动人心的事儿，比如喷出鲜血或是和细菌大战，等等。它只是待在那儿，紧张兮兮地抖动着。它看起来像一块透明的牛奶冻，如果你用一只手指杵进去搅一搅的话，它甚至会嘎吱嘎吱地响。

其实大脑一直都在忙忙叨叨，虽然它看起来像是没做什么事，其实却正在跟上百万根神经所发送的电力较劲。下次老师再骂你做白日梦的时候，你就把这个告诉他。你的大脑正在以一种不可思议的速度发射着各种信号、情感、命令和想法，而且，为了维持这种神速，大脑需要很多强有力的神经来协助它工作。

神经档案

姓名：神经

位置：遍布全身的一个网状系统，但主要聚集在脊椎中并与大脑相连。

作用：把你感觉到的信息输入大脑，再把大脑发出的命令传达到身体各个部位。

恐怖细节：你可以把一节电池装在一节断指的神经上，并使手指抖动。在学校的科学实验室里就有这样一个实验。

惊人特征：神经可以以每秒100米的速度传输信号，那还只是比较慢的速度。

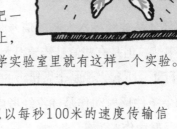

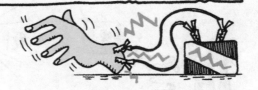

高速信号

神经信息是一种电子信号，它由神经细胞发出，并在细胞与细胞之间来回跳跃。哦！听起来真没劲。神经细胞并不相互接触，信号是由两个细胞间隙之中的化学物质来传递的，收到信息的细胞就放出电子信息脉冲。

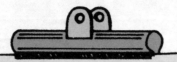

你肯定不知道！

　　你不是只有一套神经系统，而是两套！它们被称为副交感神经系统和交感神经系统，并且共同应付着一些你从来都没有想到的活动。比如说，当你跑向公共汽车的时候，你的副交感神经系统告诉心脏心跳要加速；而当你坐下来时，你的交感神经系统又会督促心脏恢复正常心跳。

不顾后果的反射

　　大部分从神经导入大脑的信号是为了警告你身体的各个部位正在发生的事情，但是有些信号传导得太快了，使你还来不及反应就鲁莽地采取了行动。听起来像是个做错事的好借口——比如摔坏东西时。

　　如果条件反射动作是你没经考虑就做出的动作，那么以下哪些不是条件反射动作？

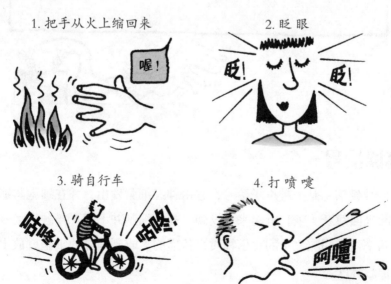

1. 把手从火上缩回来　　　　喔！

2. 眨眼　　眨！ 眨！

3. 骑自行车　　咕咚！ 咕咚！

4. 打喷嚏　　阿嚏！

5. 早上的洗漱

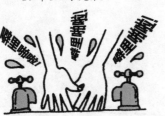

6. 受到惊吓时头发倒竖

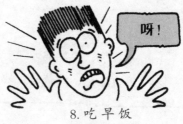

7. 转动眼球

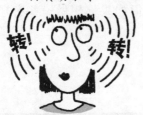

8. 吃早饭

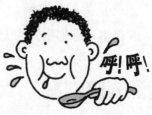

答案

条件反射动作——1、2、4、6、7。

非条件反射动作——3、5、8。

敢不敢试试——检验你的反射动作

你曾经被大夫用一个小橡皮锤敲过膝盖以下的部位吗？如果有的话——那是为了检验你的神经的反射功能。现在，你可以自己来试一试：

1. 跷起二郎腿；

2. 轻轻敲打膝盖骨的下方，会出现什么现象？

a）腿向前弹起。

b）腿向后弹起。

c）小腿上出现一小片青肿。

我说过是用**小小的橡皮锤**!

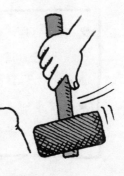

a）对了。

　　b）不可能，除非你的腿长得与众不同。

　　c）用力过大，还敲错了地方。

　　条件反射动作是可以不假思索的，但如果你想做一些有趣的事情，就得请示你那糊涂的大脑了。

糊涂大脑档案

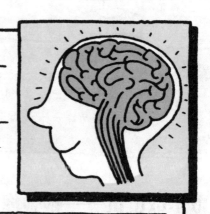

　　姓　名：大脑

　　位　置：颅骨内的上部。

　　作　用：控制你的全身各部位，主管你的记忆、思维、梦，等等。

　　恐怖细节：你的脑细胞从出生那天起就开始不断死亡，而且也不会再生。★

　　惊人特征：大脑的80%以上是由水构成的。

★ 幸运的是，你的大脑里有150亿个脑细胞，一辈子都用不完！它们相当于：

● 一只大猩猩细胞的3倍；

● 竹节虫细胞的700万倍；

● 人体肠道寄生虫细胞的9亿倍。

在老师的大脑里旅行

如果说大脑外部令人费解的话——它的内部就更让人费解了。它就像是一座布满了房间的大写字楼，而房间里的人正在做一些让你怎么也搞不懂的事情。好了，现在就让我们到你的老师的办公楼去逛一逛吧——我指的是他的大脑。

警告：游览中请不要触碰任何东西，以防引起老师精神错乱，也不要带走任何一个脑细胞——老师可没有多余的脑细胞！

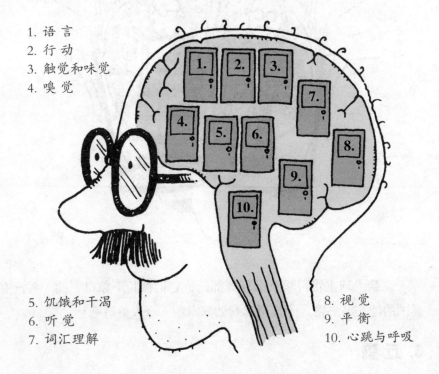

1. 语 言
2. 行 动
3. 触觉和味觉
4. 嗅 觉

5. 饥饿和干渴
6. 听 觉
7. 词汇理解

8. 视 觉
9. 平 衡
10. 心跳与呼吸

1. 大脑

这里包括了保存老师隐秘记忆的图书馆、做决策的管理者办公室，还有主管语言、听觉、行动、触觉、视觉、理解力和情感（恐怕是个很小的部门）等各部门的办公室。

2. 两个独立的脑半球

前面提到的所有这些功能被分成了两大部分，并通过交流信号连接。右脑半球主管艺术和情感部门，它们喜欢做一些绘画、插花方面的工作。

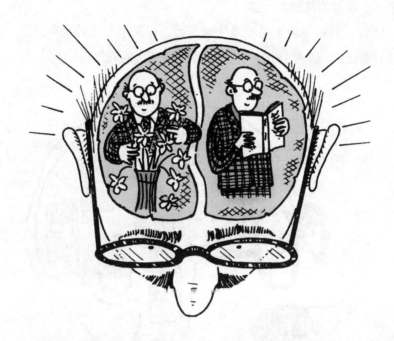

左脑半球主管科学及推理等部门，它们擅长下象棋、读一些没有插图的纯文字书籍。（甚至喜欢做算术题，令人费解吧！）

3. 丘 脑

这里是把你的各种感觉信号传送到大脑去的交换台。

4. 大脑的边缘结构群

这个系统可以验证你的老师是否产生了愤怒、恐惧、悲伤或高兴（老师们好像很少体会这种感觉）等各种情绪。它可以保证，你的老师在带着一脸傻笑闲逛了一整天后肯定不会高兴的！

5. 小脑

这个系统可以控制老师从事一些技巧性动作。当然啦，类似这样的动作并不是太多。

6. 脑干

它也是一个交换台，负责传送老师身体各处的反射信息。

7. 下丘脑

在这个扫帚状的壁橱中装着控制老师的排汗、发育、睡眠、饥渴等行为的系统。它同时也是自动神经系统的总控制台。看不出来吧，一个这么小的部门竟然担负了这么重大的责任。

8. 松果体

没有人知道这是为什么——也许是老师体内的生物钟在起作用。它可以保证你的老师按时起床并在科学课上保持清醒！不！—— 千万别把这个系统搞乱了，要不然就糟糕了！

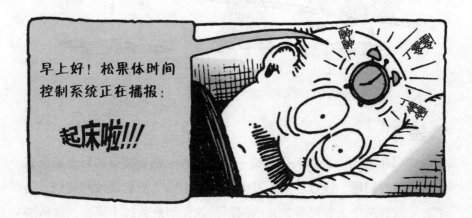

成为一名脑科学家

你能运用大脑工作原理方面的知识，预测出下面这些脑实验的结果吗？

试验1：

19世纪，法国科学家保罗·布洛克测量了292个男性大脑和140个女性大脑的重量，发现女性大脑的平均重量要比男性大脑少200克。你怎么解释这个结果？

a）男性比女性聪明。

b）男性比女性骄傲自大。

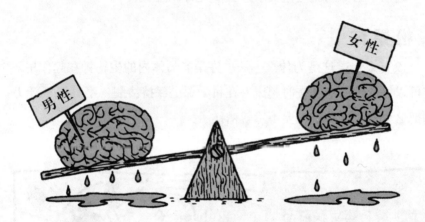

c）男性的脑壳比女性大。

试验2：

1864年，两个法国医生讨论一个关于人的脑袋被砍掉后大脑会有什么反应的问题。没过多久，其中一位医生因为犯罪而被判死刑。为了验证以前两个人曾经争论过的问题，这位勇敢的医生承诺，当他的头被砍下来时，他会以眨3次右眼的方式来回应朋友的呼喊。这个恐怖实验的结果到底是什么呢？

a）他的舌头从嘴里伸了出来。

b）什么也没发生——因为大脑已经死了。

c）眼睛眨了一次。

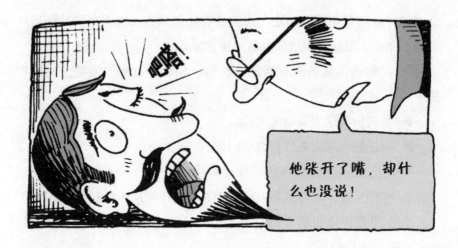

他张开了嘴，却什么也没说！

试 验 3：

为了对付脑部疾病，有一些外科医生会切开连接左右两个脑半球的神经。你认为这样做会对病人造成什么样的影响？

a）身体的左右两侧分别独立进行活动。

b）变得比以前聪明多了。

c）病人死了。

答案

1.c）不管是男人还是女人，男孩还是女孩，他们的聪明程度都是一样的。只不过，女性与男性等量的脑细胞被装在了一个较小的脑壳里。但是科学家们发现，在回答同一个问题时，男人和女人使用大脑的不同部位来进行思考。

2.b）科学家认为，当脑袋脱离人体后，大脑只能存活11秒左右。

3.a）惊人的事实！有个丈夫想用自己的一只手打妻子时，另一只手却阻止他这么做！

敢不敢试试——你朋友的大脑是怎样工作的

你可以向朋友保证，这个实验没有任何痛苦，也不用砍掉脑袋！但是，你必须记住下面这些容易出错的常识：

▶ 左侧的视觉是由右脑来控制的；相反，右侧的视觉由左脑控制。

▶ 左侧脑半球用来猜测方位。

▶ 右侧脑半球用来计算数学问题。

1. 列出5道以上有难度的数学计算题；

2. 再列出5条以上令人眼花缭乱的路线，比如从你的家到学校等；

3. 不要告诉你的朋友们关于实验的目的，站在距离他们2米远的地方，面对着他们；

4. 先问你的朋友一个数学问题，再问一个路线问题，再接着问数学问题……直到你问完所有的问题；

5. 观察他们的眼球运动，你发现了什么？

a）回答路线问题时，眼睛向上翻；回答数学问题时，变成了对眼。

b）回答数学问题时，眼睛转向右侧；回答路线问题时，眼睛转向左侧。

c）回答数学问题时，眼睛转向左侧；回答路线问题时，眼睛转向右侧。

答案

b.）这样可以使正在思考问题的那边脑半球聚精会神地工作，不用分神去看别的东西。

怎么为难你的老师

现在，你将学会运用你神奇的大脑来为难你的数学老师。

1. 让你的数学老师回答4除以47等于多少？语气要自然一些，就像你刚刚想出这个问题一样。

2. 不要让老师偷偷使用计算器。

3. 想了很长一段时间后，你的老师可能会说出类似于0.08或者0.085这样的答案。

4. 现在，你可以甜蜜地笑着说，我认为这个答案不太准确，应该是0.08510638297872340425531914893617021276594468。

5. 停下来好好欣赏一下老师脸上震惊的表情。

6. 但愿老师没有意识到你拥有的这种惊人的算术智力，实际上是由爱丁堡大学的A.C.艾特肯教授首创的。

7. 当然啦，如果你不是数学天才，就必须靠记忆力来记住这个答案了（小技巧：把这串数字分成3个或4个一组，再把它们串起来记忆就容易多了）。

令人头疼的学习

大脑从事的最头疼的一件事就是学习。它们对你的期望之高令人难以相信。据估计，学龄期的孩子每天平均要学会10个生词。可是看看下面这个例子吧——缅甸一位名叫班哈达塔·维西塔比·乌姆萨的人完全靠记忆背下了16 000页晦涩难懂的经文——你那点活儿又算得了什么呢？

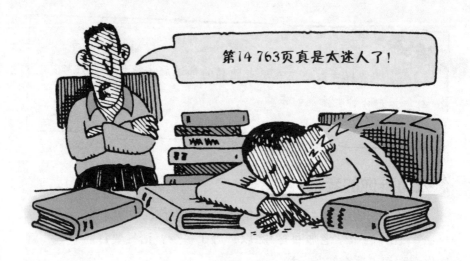

俄罗斯一位名叫所罗门·维尼亚米罗夫的记者从来都没有忘记他这一生中学过的任何东西。

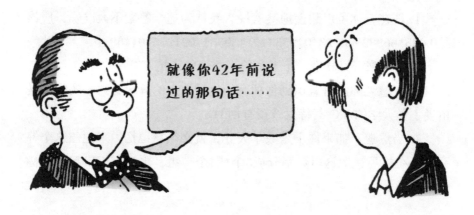

学习也可以说就是记忆。但是，关于学习真正让人困惑的是，科学家们仍然搞不明白什么是记忆的原理。或者说，他们已经搞明白了，但很快又给忘记了！但确实是因为思维，脑细胞内部才发生了先是电子后是化学的一些变化，或者是其他类似的变化。嗯，听起来很迷糊……而且令人困惑，是吧？

困惑的大脑

大脑其实是很容易困惑的，看看下面这幅画吧——这是一只花瓶还是两个脑袋？我说对了吧，你的大脑对此也无法下决定。

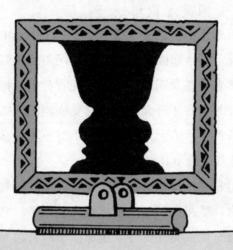

你肯定不知道!

遭受重击后的大脑很容易变得糊里糊涂，另外还会导致一系列包括丧失记忆力甚至丧失意识的倒霉经历。这种损坏是对可怜的大脑施用暴力的结果。如果一个女孩的脑袋受到了重击，她可能会开始倒着写字……只有当她为电视上的球队欢呼助威时，大脑又受到一次重击后，她才有可能会恢复正常!

这一点儿也不可笑

止痛片之类的化学药物也可能导致大脑陷入迷糊。它们中有的只是用来缓解疼痛，并不会把人放倒，而另一些强效麻醉药却可以使大脑失去知觉。那么，究竟是谁发明了这些威力强大的药物呢？哎，这可是个很悲惨的故事。

很久以前，那时候外科医生做手术时还没有麻醉药。他们会用手术刀直接切断你的腿，或是割掉你身上某个重要部分；而可怜的你虽然痛得撕心裂肺，嘴里却被堵上了一团臭烘烘的破布，想叫都叫不出声！当然啦，这些都是发生在霍瑞斯·威尔士发现麻醉药之前的事了！

1844年，美国康涅狄格州

霍瑞斯·威尔士把自己完全投入到了这个事业中，他甚至希望情况完全与此相反。事情起因于他参加的一场关于笑气作用的表演。当时，霍瑞斯虽然坐在观众席中，却无心观看台上的精彩表演：这位略显富态而且穿着时髦的牙科大夫正在忍受剧烈的牙痛。对于他这样一位发明了假牙填补技术的大人物来说，不得不和平常人一样忍受牙痛的骚扰的确是件气人的事儿。

霍瑞斯强迫自己把注意力集中于观看表演。笑气——也就是科学家说的氮氧化物，早在1770年之前就被人发现了。它的功能不仅限于让人发笑，而且一点点笑气就可以让那些平时看起来一本正经的家伙不停地唱歌、跳舞、打斗、说胡话甚至是昏死过去。一些大型的笑气表演通常都会雇佣一些保镖，以保护台下的观众免受那些吸入了笑气的疯狂表演者的骚扰。

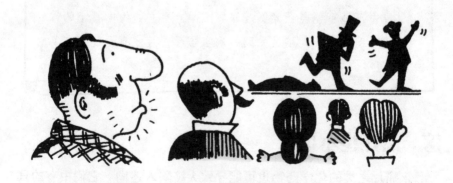

突然，一名表演者变得特别疯狂起来，台上由此引发了一场打斗，这个表演者受了伤——但他看起来好像根本感觉不到任何痛苦！

幸运的家伙！霍瑞斯·威尔士摸着自己疼痛的下颌，突然，一个念头像电光火石一样在脑海中闪现，他甚至露出了那天晚上的第一次微笑（只是一丝笑意——牙疼的时候笑是很困难的）。如果笑气能够止痛并且致人昏迷……那么可能……或许只是可能……

表演结束后，霍瑞斯向会场的组织者提出了一个莫名其妙的请求：

"能借给我一些笑气吗？"

霍瑞斯希望其他牙医在给他拔牙时，能用笑气麻痹自己的感觉。因为在那个年代，用一对大钳子使劲往外拔牙是一件极其痛苦而又血流不止的事情。但是当霍瑞斯吸了笑气以后，他就再也感觉不到疼痛了！

"这是拔牙史上的新纪元！"当笑气的作用渐渐消失后，霍瑞斯胜利地宣称。但是由于下颌和牙槽还是很疼，所以那句伟大的名言被说成了：

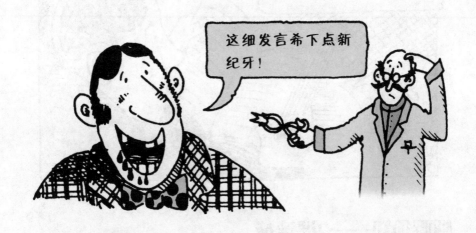

是啊，如果霍瑞斯·威尔士将笑气可以止痛的秘密作为商品出售，他就会变得既富有又有名了。是的，非常非常的富有。

然而，止痛药的推广却经历了一段异常痛苦的历程。先是第一次公开使用时，由于病人摄入的笑气太少，导致他在做手术的过程中就恢复了知觉，手术宣告失败。接下来的一次手术中，另一名患者又因摄入了太多的笑气而导致死亡。短短几年后，霍瑞斯本人也因吸入过量的笑气而发疯，并在1848年以自杀的方式结束了自己的生命。但是，霍瑞斯并没有白白死去，现在，止痛气体（当然不是笑气）已经被广泛地应用于各种外科手术中。

怪异的大脑睡眠

每天晚上几乎是在同样的时间，你的大脑就开始做一些怪事儿——变得非常糊涂，它会停止操作系统、拉下百叶窗并让自己停止运转。噢，你说对了，它上床睡觉去了。你的一生中至少有20年时间要让大脑处于这种奇怪的状态。这是为什么呢？真是让人困惑——竟然没有人知道这是为什么！

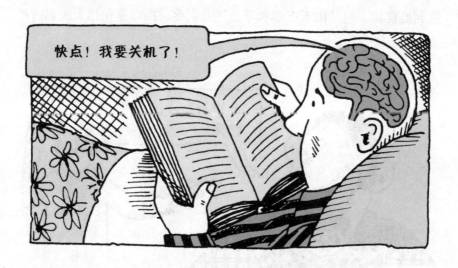

睡眠须知——3课速成

为了增加你对睡眠的了解，我们特意开设了一个有关睡眠的课程。时间不长，只有3节课，而且是利用夜间上课，所以你要是困了想打个盹的话，这里的老师是不会介意的。

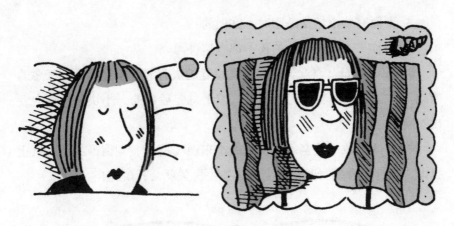

第一课——入睡

1. 让你自己处在不冷也不热的温度环境下，这样可以保证你每天晚上按时睡觉。

2. 闭上眼睛，安静地躺在床上。然后从1 000开始往后数，或是想象自己正在过一个轻松而舒适的假期。

3. 要注意的是，你的入睡时间不是固定的。有些人会在感觉自己快要睡着的时候，突然抽搐一下身体——那样的话他就只能从头开始了。

第二课——睡眠中

1. 下面是一些在你入睡前必须知道的事情，当你睡觉时……

▶ 你的体温开始下降。

▶ 你的体重每小时下降28～42克。

▶ 一个晚上，你会改变40次睡眠姿态。

▶ 在整个睡眠过程中你可能会醒几次，而且每次不会超过3分钟，不过当你早上起床时，可能却记不住发生过什么了。

2. 不用担心睡眠时耳朵能否察觉危险——你的大脑会自动干这些活儿。

3. 下面有些事情是睡眠时不宜做的：

▶ 梦游——大约1/20的孩子都有这种习惯。

▶ 大声打鼾。喜欢仰卧和张嘴睡觉的人容易发出这种令人厌恶的嘈杂声。这是因为当他们吸气时，位于口腔后部的一小块颤抖物会发出嘎嘎声。

4. 在床上放一些坚硬或带刺的小东西（梳子、刺猬等）可以阻止打鼾。当打鼾者翻身时，床上的这些小机关就会扎醒他！

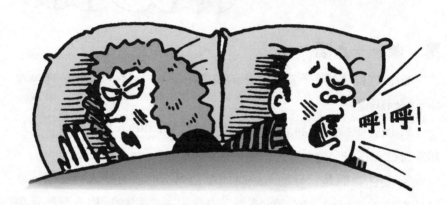

5. 入睡90分钟以后，你的眼球开始快速抖动。但是，控制你身上大部分肌肉活动的神经已经关闭了，所以你本身并不会动。下面，你将进入一个更加令人困惑的阶段——做梦。

第三课——探索梦境

1. 欢迎来到奇妙的梦境世界。这里没有时间，也不存在空间，而且什么事情都有可能发生。

2. 梦是由神经系统发射到大脑的嘈杂信号引起的。当你清醒时，这个区域可以将一些无聊的信号过滤掉——这也就是你没注意到马路上车辆喧嚣以及老师的絮叨的原因。呼，呼……

3. 大多数的梦会持续6～10分钟，最长的纪录是150分钟。在你一生里总共20年的睡眠时间中，你有可能会做300 000个梦。

4. 在一个晚上，你可以多次光临梦境。

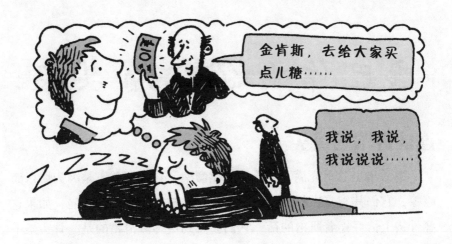

5. 有关梦的好消息和坏消息：

好消息：一般来说，人做的美梦要比做的噩梦多3倍。

坏消息：越接近天亮的时候，你越有可能做噩梦。如果现在你正躺在床上看书，而且马上准备睡觉——那最好等到明天再看下一章——因为你肯定不想梦到那些吓人的、嘎巴作响的骷髅架子，对吧？

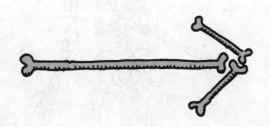

嘎巴作响的骨头架

连成骨架的骨头

　　鬼故事里总是充满了呻吟着的骷髅架。骨头架并不是因为快乐而哼哼，它们其实是在替你说话。比如它们被折断后感到疼痛，如果这些骨头上恰好连着肌肉的话，它们会感到更疼。滑稽的是，骨头架子也会让科学家们痛苦地抱怨。好了，想象一下你必须记住身体的206块骨头吧，这也许真会让你痛苦地呻吟起来。

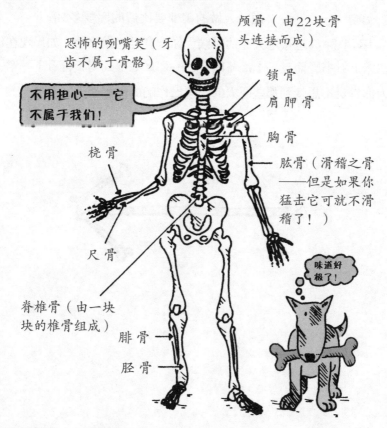

恐怖的咧嘴笑（牙齿不属于骨骼）

颅骨（由22块骨头连接而成）

不用担心——它不属于我们！

锁骨

肩胛骨

胸骨

桡骨

肱骨（滑稽之骨——但是如果你猛击它可就不滑稽了！）

尺骨

脊椎骨（由一块块的椎骨组成）

腓骨

胫骨

味道好极了！

64

这很简单，不是吗？

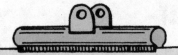

你肯定不知道！

有一些人甚至不止有206块骨头，一些经常骑马的人的腿骨上会长出一些额外的骨头，还有些人有多余的一对肋骨，还有少数的人会有多余的手指和脚趾！

骨骼档案

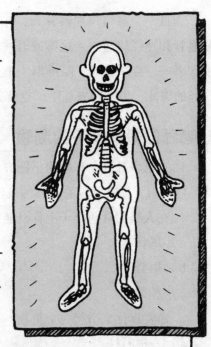

姓　名：骨头

特　质：你的骨骼占了身体重量的25%。骨头由一种名叫胶原质的硬纤维状物质组成。另外，由于混合了一些其他的坚固物质，它变得更加坚硬起来。

作　用：它能支撑你的身体，并且将肌肉拉抻起来。

恐怖细节：当大腿骨中的所有物质都被抽取出来后，你可以把剩下的东西打一个结。

惊人特征：折断的骨头可以自我修复，只要把断裂的两端重新连接，新骨就会从断裂处开始生长。

骨头里面什么样

有一些骨头很坚硬，它里面有一层海绵状的物质。其他的骨头又长又空，空的地方填满了果冻状的红色骨髓。小狗特别爱啃骨头，就是因为骨头里充满了丰富的肉质精华，所以你也应该爱吃骨头。你的伟大骨髓每天要为你制造1730亿个新鲜血细胞。

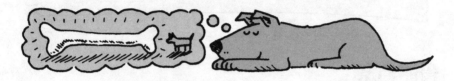

通过一个显微镜观察骨头，你会发现骨头上有细微的小孔，它们是血管和神经的通道。这些通道被称为哈维斯管，这是为了纪念它的发现者——克莱普顿·哈维斯。把这些管道称为导管或小槽也许是件奇怪的事儿，但听起来总比"克莱普顿骨头洞"要好些吧？

让老师的骨头呻吟的测验

你的老师对这个有趣的话题究竟知道多少呢？在完成下面这个恶魔测验之后，你就可以看出你的老师是多么无知了。

1. 在人类的骨头架子上你只能找到以下哪一根骨头？

a）尾骨

b）肘骨

c）鼻梁骨

2. 你要靠什么举起一个重物？

a）一根石柱

b）一根小泥柱

c）一根腿骨

3. 长颈鹿的脖子上有7根骨头，人类有几根？

a）3根

b）7根

c）12根

4. 一个婴儿身上有多少块骨头？

a）像成年人一样有206块

b）86块

c）超过350块

5. 一些人会使用头盖骨作为杯子，这些令人毛骨悚然的杯子有多大的容量呢？

a）500毫升

b）1.5升

c）不可能，液体会从眼眶中漏出

6. 哪块骨头形成了你脚踝上凸起的部位？

a）胫骨底端

b）踝骨

c）踵骨顶端

7. 什么是缝间骨？

a）小脚趾上的一块弯曲的小骨头

b）有时能在婴儿颅骨上发现的多余骨头

c）被寄生虫感染了的骨头

答案

1.a）很正确！我们都有尾巴，尾椎是由3～5块骨头连成的。遗憾的是，它现在已经无法长到伸出体外了。

2.c）

3.b）不过，长颈鹿的骨头要长多了。

4.c）当婴儿长大时，那些多出的骨头就会连接到一起。

5.b）

6.a）

7.b）

老师的得分意味着

0～3分，对骨骼一无所知，你的老师是个榆木脑瓜！

4～5分，你的老师对骨骼略知皮毛，可以凑合教你！

6～7分，你的老师可能是骨骼学专家，他的家里可能有一副真正的人骨架子——当然是为研究用的。

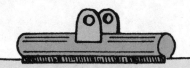

你肯定不知道！

一个研究骨头的骨骼专家可以从骸骨上寻找线索，以确认骨架的真正主人。你认为你能从事这项工作吗？给你一个机会，试试你是否能解开一个真实的恐怖谜团。

尸身骨架之谜

故事发生在1976年12月7日，美国加利福尼亚州的长滩，一位摄影师被一个恐怖的场面吓了一跳。当时，他正在一个传说的鬼屋中拍摄一部电视剧。当他从道具中搬出一具阴森可怕的人体模型时，人体模型的手臂掉了下来。摄像师在手臂断开的部位发现了骨骼——这只手臂竟然是真的！

警察们闻讯赶来。很快，他们发现这不是一具普通的人体模型——它曾经是一个活人！警方发现了3个令人惊愕的事实：尸体曾被用剧毒的砒霜浸泡过；它曾被1914年的某种老式子弹击中；另外，在尸体嘴里还发现了一枚1924年铸造的硬币。

警方开始追踪这具人体"模型"的一连串主人。这具"模型"以前的所有者都是一些马戏团的老板，他们靠展出各种令人恶心的标本为生，这些人把这具可怕的尸体当成了一具人体模型。那个最早的主人记得，他是在俄克拉荷马州购买的这具人体模型。后来，当地一些研究历史的人鉴定了这具尸体的可能身份——他是艾尔默·麦克柯迪，一个犯了罪的牛仔。

1911年10月7日凌晨，麦克柯迪的好运到头了。当警察找到他的时候，他正躺在一个干草棚里，因为喝了大量偷来的威士忌，他已经醉得一塌糊涂。一个年轻人被警察派去劝降。

"先生，警察让你赶快投降！"他高声喊道。

"让他们去死吧！"麦克柯迪大声咆哮着。

一阵激烈的枪战之后，麦克柯迪的6发子弹打完了，他被警方当场击毙。这个罪犯死后，一位收藏家保存了他的尸体，并且把他立在展览室的墙上，供人花钱参观。

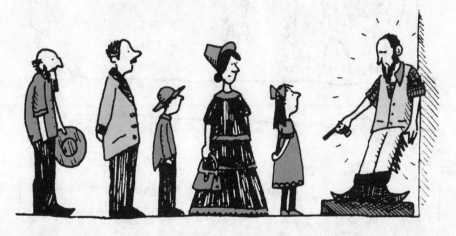

很多人想买下麦克柯迪的尸体，但都被拒绝了。最后，这位收藏家把尸体送给了一个人，据说这个人就是麦克柯迪失散多年的弟弟。

3个月以后，这具尸体又出现在得克萨斯州的一次街头展览中。

但是，警方的骨骼专家能够证明这具尸体就是麦克柯迪本人吗？这里保存了一张1911年的罪犯通缉令。通过骨骼检查，哪些特征能让你确定这个人就是麦克柯迪呢？

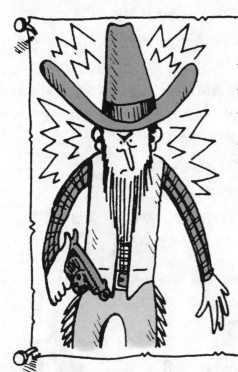

通 缉
抢劫火车罪

艾尔默·麦克柯迪

（又名：阿历亚斯·弗兰克·科斯）

你见过这个人吗？

1. 男性
2. 29～35岁之间
3. 1.70米
4. 络腮胡子
5. 鹰钩鼻子
6. 眼窝深陷
7. 身材偏瘦
8. 惯用右手

1. 能确定，女性的骨盆比较宽。

2. 能确定，当他长到一定年龄时，骨头就会连在一起。

3. 能确定，通过大腿骨的长度可以测定。

4. 不能确定。

5. 不能确定。

6. 不能确定。

7. 能确定，可以根据骨架大小判断。

8. 可以确定，右臂骨骼的一些特征表现出这里曾经附着过比左臂更发达的肌肉。

　　通过对骨骼的研究，科学家们断定这个人就是罪犯麦克柯迪，最终的依据是他们发现了罪犯当年的一张旧照片，照片上罪犯的头骨形状恰好与死者颅骨形状吻合。最后，在死了将近66年以后，艾尔默·麦克柯迪终于得到了像样的安葬。

把关节连接起来

你想成为一名骨骼专家吗？如果想的话，你就必须知道怎样拼装一副完整的人体骨架。骨头是通过关节互相接合而构成骨骼的，所以，拼接骨头的关键就是要正确连接关节，这可不是个容易的活儿——人的身体上一共有200多个关节呢。

下面来介绍几种关节类型：

1. 枢纽关节——比如膝关节等，它们像门轴一样运动，使骨头可以前后移动，但左右移动比较困难。

2. 滑动关节——它们使踝骨能够自由地上下左右移动。

3. 球臼关节——正如名字一样，球臼关节由一个球和一个臼组成，比如肩关节和髋关节。它们允许臂骨和腿骨可以在很大范围内自由移动。

4. 旋转关节——这种关节可使位于关节顶端的骨头上下左右地移动。

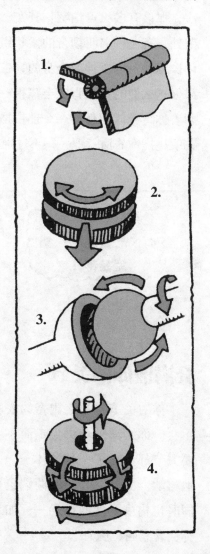

5. 鞍状关节——与关节相连的骨头就像一位骑在马鞍上的骑手，它可以左右摇摆并向不同方位倾斜——当然，永远都不会掉下来！

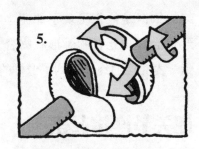

幸运的韧带

想象一下，上体育课时如果你每掷一次球，你的胳膊就脱落一次，那该有多么可怕啊！其实，这种情况并不会发生，因为在你的关节处，有一种名叫韧带的索状组织负责把你的骨头紧紧地绑在一起。体操运动员可以伸展全身的韧带，把身体弯曲成各种可怕的姿态。如果你这么做的话，肯定会痛得一塌糊涂！但是，你身上的韧带却可以帮着你给身体的任何一个部位挠痒痒，这可真是件幸运的事儿！没事儿就挠挠你的后背吧——不过别在上科学课的时候。

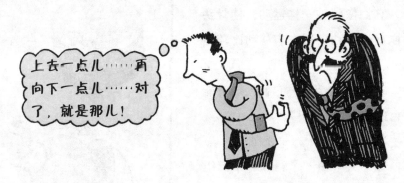

充满液体的关节

你的关节是那么出奇的安静，它们从不呻吟——甚至连吭声也不会。你能够踮着脚尖走而不发出任何声音，就是因为你身上的主要关节都垫在了一种液体——关节液上，这种液体可以使关节平稳地移动。另外，骨头的两端也被一种名叫软骨的组织包裹着，它们同时也构成了你的鼻梁——如果你在啃鸡骨头时发现了这种东西，你会管它叫"脆骨"。

疼痛的肌肉

不管你的关节有多么柔韧——如果不靠肌肉的话，你根本无法动弹。好消息是你的身上共有超过600多块的肌肉，而坏消息则是它们可能会使你疼得大叫！

肌肉档案

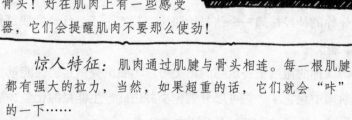

姓 名：肌肉

位 置：皮肤以下，包围着各种身体器官。

作 用：它们总在辛苦工作，帮着胃肠运送食物，促进血液循环，等等。

恐怖细节：肌肉的力气太大了，有时可能会折断你的骨头！好在肌肉上有一些感受器，它们会提醒肌肉不要那么使劲！

惊人特征：肌肉通过肌腱与骨头相连。每一根肌腱都有强大的拉力，当然，如果超重的话，它们就会"咔"的一下……

了解你的肌肉

如果想要了解你的肌肉，你必须进一步观察，非常近距离地观察……

如果把一块肌肉切成两半，你会发现它们是由厚厚的肌纤维束组成的。

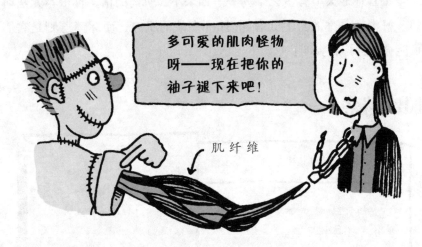

再观察得细致点儿，你会发现肌纤维是由一些名叫肌纤维束的小纤维构成的。

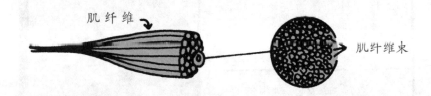

肌肉是怎样运动的

1. 让你的神经传递一个信号给肌肉。检查一下，细小的肌纤维束是否有紧缩反应。

2. 确保你的血液里有足够的糖类可以为肌肉提供运动的能量。

3. 肌肉中包含了一些可以分解糖类并由此产生能量的化学物质。

在你运动任何一处肌肉之前还应该知道……

有关肌肉的资料

1. 肌肉都有一些复杂而容易被忘记的拉丁名字，看看你是否能记住下面这些。

a）臀肌——臀部，当你坐下时它可以成为一个舒适的坐垫。

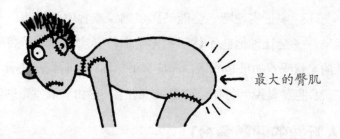

最大的臀肌

b）指屈肌——冲别人摆动你的手指头。

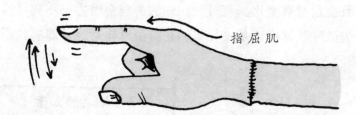

指屈肌

c）提上唇肌——帮助你吼叫。现在说"吼"，你就会吼叫！

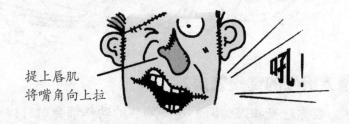

提上唇肌
将嘴角向上拉

吼！

2. 肌肉只会拉拽但不会推，这就是肌肉为什么总是"成对儿"工作的原因。一块肌肉向一个方向拉，另一块肌肉则向相反的方向拉！

3. 张开你的五指，然后上下摆动，你就可以看到肌腱拉扯肌肉的情形了。

4. 当舌头从嘴里伸出来时，后面并没有肌肉推它，不过舌头上有一块肌肉，它可以把舌头向前顶。

5. 当人们进入老年后，肌肉里的肌纤维会逐渐变硬。这就是巨人和怪物为什么不愿意吃老爷爷和老奶奶的原因，它们更喜欢吃嫩嫩的小孩子！救命啊！

体操场的抱怨

好了，实话实说吧，你能够跑多远？或者说做运动——不管是什么运动——会让你抱怨不休吗？你是那种喜欢懒懒地躺在沙发上吃爆米花的家伙吗？如果是的话，那恭喜了，你将会听到一些有关运动有害的报告！也就是说，每项运动都应该附上一份由政府发布的健康警报！

耸人听闻的健康警报1

离开沙发是一件极端危险的事情！因为你的心脏必须向大脑紧急供血而且血量时有变化。有时候，你的大脑会因为得不到足够的供血而产生晕眩，这也正是飞行员们在空中急转弯时可能感到晕眩的原因。

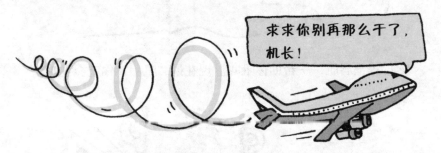

耸人听闻的健康警报2

当你起身和跑动时，这些剧烈的动作都会对身体造成严重危害。你那可怜的双脚和脚踝必须支撑起相当于你体重6倍的压力。当你的双脚接触地面时，弓形的拱起部分会轰然塌下来。你全身的脂

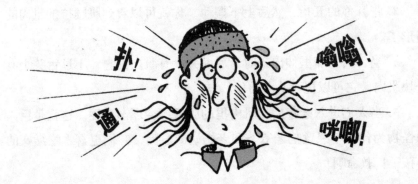

肋在颤动，你的大脑被震得嗡嗡作响，甚至连眼球也在眼眶里上下跳动起来。

耸人听闻的健康警报3

剧烈的运动对你更为有害……它们会制造出一些让你呻吟不止的疼痛。

a）如果你的心跳已经超出了每分钟175次，那它肯定是受伤了，轻柔地减慢下来吧。

b）肌肉僵硬可能是因为身体失水造成的。大量出汗以及肌肉过度疲劳后产生的一种名叫乳酸的化学物质都可以造成身体失水……所以，在运动结束后让自己慢慢缓过来，还要补充大量的水分哟。

c）抽筋是因为肌肉紧张导致的疼痛抽搐，而你又无法使它停止……做到让你的肌肉暖和起来并让它休息，一个热水袋就足够了！

d）肋下刺痛是由于寒冷以及在饱腹状况下剧烈运动造成的……记住保暖，还有，不要暴饮暴食！

我真应该躺在沙发上睡大觉！

但是，如果说还有什么事情比运动更糟糕的话——那就是不运动了。现在，看看你错过了什么吧！

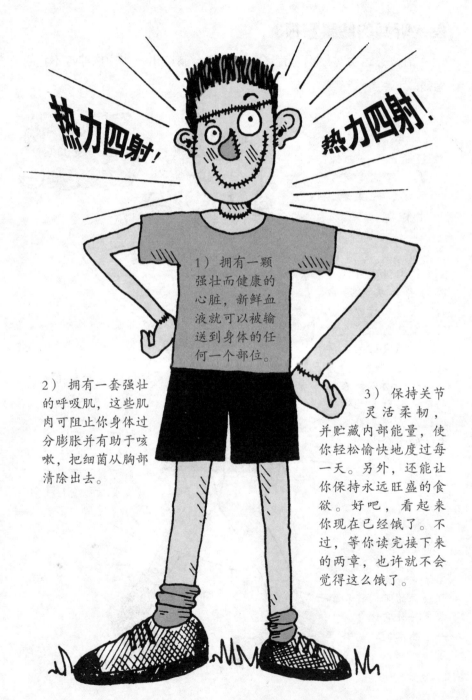

热力四射！

热力四射！

1）拥有一颗强壮而健康的心脏，新鲜血液就可以被输送到身体的任何一个部位。

2）拥有一套强壮的呼吸肌，这些肌肉可阻止你身体过分膨胀并有助于咳嗽，把细菌从胸部清除出去。

3）保持关节灵活柔韧，并贮藏内部能量，使你轻松愉快地度过每一天。另外，还能让你保持永远旺盛的食欲。好吧，看起来你现在已经饿了。不过，等你读完接下来的两章，也许就不会觉得这么饿了。

令人反胃的消化

你能吞掉一整块淌着新鲜奶油和糖汁的美味巧克力蛋糕吗？在看到涂满果酱的布丁卷和一份超厚的奶油蛋糕时，你的胃会不会像打雷一样响个不停？如果是这样的话——你会发现这一章的内容极度的可怕和无味。想象一下各种食物在你体内被咀嚼、挤扁，并发出咯吱咯吱的响声的情形吧。所有这些，都是因为你的消化道里那些恶心的消化液在作怪。

令人作呕的消化腺

腺体是一种分泌汁液的人体器官。它们分布在肠胃各处，专门等着把各种消化液喷洒到被你吞进肚子里的食物上。它们分泌出的各种汁液数量大得惊人，这可不是在说大话……

腺 体	日分泌量
唾液腺	2升★
胃	1～2升
胰	1～1.5升
肝脏	1升
各种肠壁	2.5升

每天总共要产生超过8.5升的汁液！

★ 你最后会把其中大部分唾液都吃到肚子里去！没错，也就是说你的一生中要吞下50 000升唾液！它们足够装满100个浴缸！

消化液里有一种被称为酶的化学物质。这些酶可以把讨厌的难以打碎的食物分子，分解成更小的分子，以便这些分子较易为人体吸收。人体的温度越高，酶分解食物的速度就越快，但如果温度超过60℃时，酶就会突然停止工作。顺便提醒一句，如果你的体温真的达到了60℃，那你已经熟透了！

敢不敢试试——酶是怎样产生作用的

粗制凝乳酶是一种含有凝乳酶的黏稠物质——凝乳酶在人的胃里也可以找到。先确认一下自己能否使用下列这些东西，并找一个成年人协助你进行实验。

需要的物品：

▶ 1 000毫升新鲜全脂牛奶

▶ 白糖

▶ 凝乳酶——可以在超市里买到

▶ 较深的炖锅

▶ 碗

▶ 一个汤匙

需要怎么做：

1. 把牛奶倒入炖锅中加热并均匀搅拌，直至温热不烫，千万不要烧开！

2. 把温热的牛奶倒入碗内，加入一匙白糖后搅拌。

3. 把盛牛奶的碗置于温暖处。

4. 加入一匙凝乳酶后轻微搅拌，然后静置10分钟。

5. 10分钟过后……碗内的牛奶发生了什么变化？

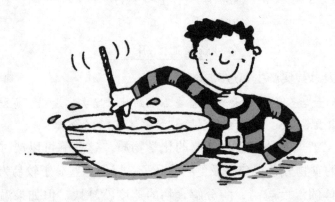

吓你一跳的提示：如果你的实验成功的话，碗里的牛奶已经被凝乳酶给消化了。

a）变成了散发着恶臭的黄色混合物，里面夹杂着湿漉漉的白色块状物。

b）变成了不稳定的固体块状物。

c）什么也没发生。

答案

b）等它冷却后再加点儿奶油，就成了一道非常可口的点心（如果你愿意吃的话）。

结果如果是c）的话，可能是因为牛奶太烫了，导致酶失去了作用。

极为营养的食品

你是一个挑食的人吗？不管你是不是，你的身体肯定很挑食！为了保证你的健康，你的身体必须享有平衡的膳食。也就是说，下面这些食物也许不是你喜欢吃的，但它们对你的身体却大有好处！

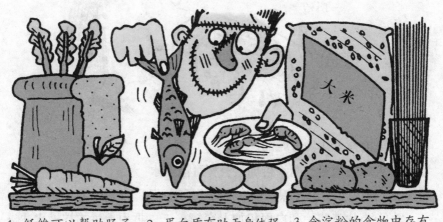

1. 纤维可以帮助肠子夹紧食物，使它们沿着长长的通道一路顺畅地通向厕所。

2. 蛋白质有助于身体强壮并修复破损细胞。另外，人体的1/10都是由蛋白质构成的。

3. 含淀粉的食物中存有大量的碳水化合物。它们被消化后变成糖，再由细胞转化成能量。

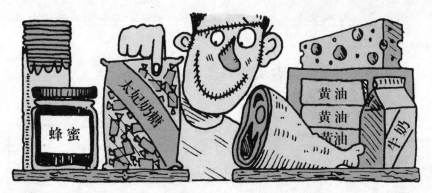

4. 我很抱歉地说，你吃的糖果对身体并不重要，这些糖只能供给你身体很少的能量。而且，你那懒洋洋的身体直接就把这些糖喂给了贪吃的细胞。

5. 脂肪对于储存能量来说是很有用的，它还能帮着制造人体细胞——比如你肚子周围摇摇晃晃的那一圈。

令人皱眉的三明治

你能把含有纤维、蛋白质、碳水化合物、糖和脂肪等多种成分的食品都放进一个三明治快餐里吗？

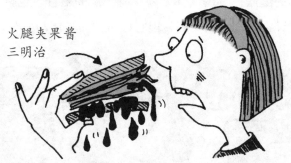

火腿夹果酱
三明治

这里推荐了几种可能性：

1. 火腿夹果酱三明治再加上一杯冒泡汽水。

2. 鸡蛋、烤豆、粗粮面包三明治（好吃）和一大杯巧克力热饮。

3. 一小片三明治和白面包加上蜜糖布丁，再用大量的柠檬水冲进胃里（棒极了）。

4. 一份粗粮面包夹生菜三明治，再加上一份无糖果仁棒和一杯矿泉水。

1. 行，但听起来挺可怕的。

2. 行，但听起来同样恐怖。

3. 不行，运气不好吧！

4. 不行，因为缺少糖和蛋白质。

你能想出更好的办法吗？

极不健康的食品

如果食物的消化还不够恐怖的话，那就看看有些人吃的某些极不健康的食品吧。

1. 有的人喜欢吃泥巴，这极不健康，因为泥巴里面挤满了细菌，而且吃起来口感也不好。

2. 1927年，一个妇女抱怨自己胃疼。她前往加拿大安大略省的一家医院，医生发现她竟吞下了2533件物品，其中包括947枚曲别针。

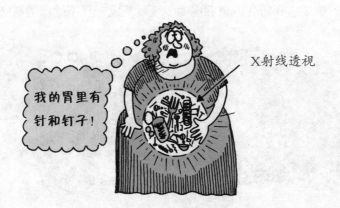

3. 但是，"最恶心食品"的奖章还必须送给法国人米歇尔·洛迪多。在他的国家，米歇尔被人称作"通吃"先生。从1966年开始，"通吃"先生就开始胡吃海塞……

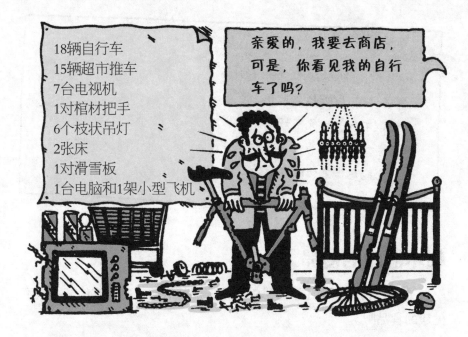

他通常每天要吃掉900克的金属。当然了，所有的金属物都没有被消化（你可不要试——你不会那么好运）。

4. 吃东西的欲望由大脑中的下丘脑控制，它通知你何时感到饥饿，何时感到腹胀。一位科学家曾经将一只老鼠的下丘脑切除了一部分，结果它开始变得狼吞虎咽，最后长成一只不健康的超级肥胖老鼠。

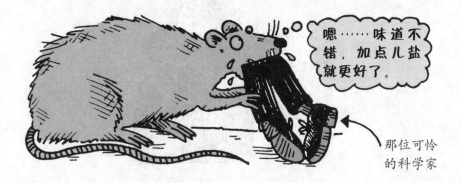

那位可怜的科学家

5. 现在，上百万的人试图通过节食减肥，其实人们并不需要减肥，除非他们已经胖得不健康了，威廉姆·J.卡布就是一个很好的例子。

1962年，威廉姆·J.卡布的体重达到了364千克。他太胖了，以至于只能像啤酒桶一样滚动。这并不奇怪——想一想，他身上竟然有91千克的脂肪就明白了。所以，威廉姆决定采取节食行动，他在两年之内，将体重降到了106千克。他减掉了相当于3个大块头男人的体重！

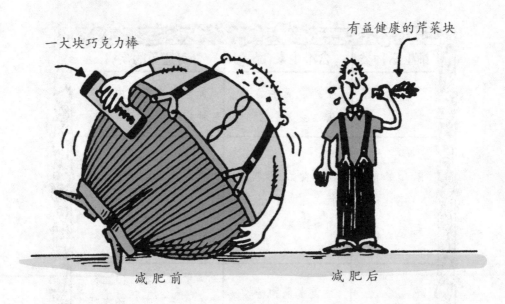

一大块巧克力棒

有益健康的芹菜块

减肥前　　　　　　　　　减肥后

6. 如果一个人什么都不吃的话，要花掉3周时间才能减掉正常体重一半的分量。然后，他就会一命呜呼——那才是真正有害健康的行为呢！

健康的饮食因素

要想保持完美的健康，你首先需要一个均衡的饮食结构。你应该吃那些既看不见也尝不出味道的东西，例如矿物质。幸运的是，你不需要四处去寻找可吃的矿物质，日常的饮食中就包含了少量的矿物质——而那已经足够你的身体所需了。比如说，喝完一杯奶昔，就等于为你的骨骼作了一次贡献。牛奶里包含了骨骼生长所需的矿物质，比如钙和磷，另外还有一些被称做维生素的化学物质，它们对身体健康可谓是至关重要。

至关重要的维生素

维生素之所以重要，是因为如果不能在日常饮食中吸收足够的维生素，你就会变得很不健康。现在，你是不是想把绿色蔬菜大把大把地塞进嘴里啦？

维生素种类	含维生素食品	可避免的疾病
A	牛奶、黄油、鸡蛋、鱼油、肝脏	包括夜盲症在内的多种疾病
B_1和其他9种B族维生素	发酵食品、粗粮面包、牛奶、坚果、新鲜蔬菜	虚弱无力，起不了床——听起来比星期一的早上还要糟糕吧！
C	橘类水果和柠檬及其他新鲜水果、蔬菜等	掉牙齿，牙龈出血，身上长黑斑，还有呼吸系统障碍。好可怕呀！
D	深海鱼类，奶制品	骨头弯曲，腿打战，对那些喜欢踢足球的人来说是个灾难！
E	全麦面包，糙米和黄油	科学家们正在研究
K	绿叶蔬菜、肝脏	血液无法凝结——太糟糕了！

科学家们在经过大量实验，历经许多挫折后，才发现了人体因为缺少维生素而造成的种种严重后果。不过，能够解决这些医学谜团也足以让他们四处吹嘘了！

病鸡之谜

克里斯蒂安·埃克曼正在愁眉不展。

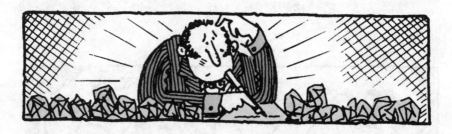

1884年，他前往印度尼西亚去研究一种被当地人称为"我不能"的神秘疾病。

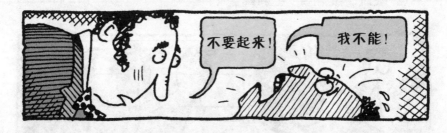

他向一些动物体内注射了"我不能"的病菌想引发疾病，但这些动物却安然无恙。

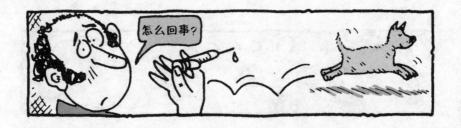

之后，他饲养的一些宠物鸡却染上了这种怪病。

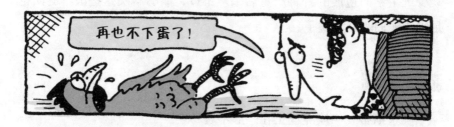

然而这些鸡被转移到别的地方后，很快就恢复了健康。这是为什么？

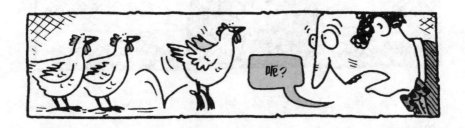

也许它们只是需要一些新鲜空气？

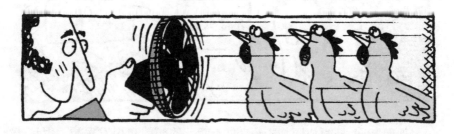

或者是因为饮食习惯的改变？在原来的地方，这些鸡吃的是煮熟的米饭。

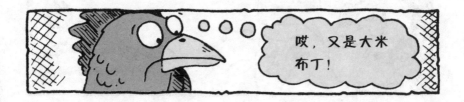

现在它们吃的是糙米。

真相终于大白了：原来在糙米棕黑色的外皮里含有丰富的维生素B，正是维生素B治愈了这种奇怪的"我不能"——也就是我们通常所说的"脚气病"。

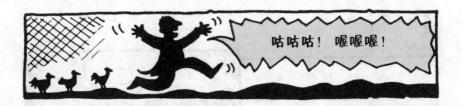

提醒你一句，埃克曼经过许多年的实验才证明了鸡生病的原因是吃错了大米。而对于那些鸡来说——想象一下，如果它们的消化器官出了毛病，事情可能就更糟糕了。好了！现在就来谈谈那些看起来面目可憎的内脏吧！

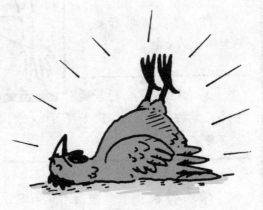

面目可憎的内脏

内脏真是令人恶心。事实上——如果你总是想着你吃进肚里的那些食物跑到哪儿去了，你就再也不想吃它们了。另外，还有一些比内脏更让人恶心的——就是那些认为内脏无比奇妙的科学家们。对了，还有从肠子末端挤出来的那些臭烘烘的东西（哦，受不了啦）。

肠子档案

姓 名：肠子

位 置：大部分位于胸腔以下的腹腔下部。

作 用：吸收那些已经消化的食物。

恐怖细节：肠子是一条连续的管状通道，总长度可达8米，比一条滑溜溜的巨蛇还要长。

惊人特征：肠子被肠系膜固定在腹腔内，这样可以避免肠子四处滑动或是扭结在一起！

敢不敢试试——你的嘴里有什么

张大你的嘴巴！这里是食道开始的地方。这张狼吞虎咽、大声咀嚼的嘴——把那些好吃的东西在送达肠胃之前都磨成了碎片。想象一下，那些被磨碎的食物会是什么样？

关于牙齿的知识

首先，你要为你那副巨大的、滴着口水的双腭感到担忧，它们由无比坚硬的"牙釉质"构成，只有用钻石钻头才能穿透。就像身体的其他部位一样，每颗牙齿里都布满了神经和血管。牙齿并不都长得一模一样，不同形状的牙齿从事着不同种类的工作。这里有几颗从牙医诊所的地板上捡到的牙齿。

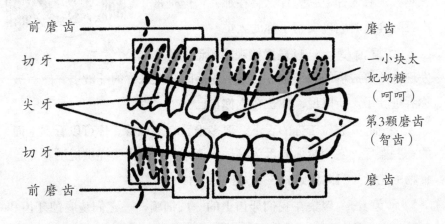

现在，你长几颗牙了？这得看你有多大了。在你幼年的时候嘴里会长出20颗牙齿，随着年龄的增大，你的这些牙齿会逐渐脱落并被一些新长出的牙齿替代。下面是一些牙齿的总数——哪些更接近于你自己的呢？

1. 切牙　　a）2　　b）8　　c）4
2. 尖牙　　a）2　　b）4　　c）8
3. 前磨齿　a）4　　b）8　　c）12
4. 磨齿　　a）4　　b）8　　c）12

答案

1.b）。

2.b）。

3.a）或b），小孩有4颗前磨齿，成人有8颗。

4.b）或c），小孩有8颗磨齿，成人通常有12颗。

你能从口腔中找到下列任何一样东西吗？

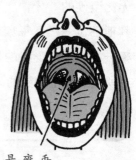

悬雍垂

悬雍垂：这个吓人的像小葡萄一样的颤抖物总是悬挂在你嘴里——你知道这是为什么吗？没有人知道它为什么会在那儿，但是每次吞咽食物时它确实帮了你的大忙。

口腔内壁：通过显微镜观察的话，你会发现这儿有成群的软细胞，当它们脱落时会混入你的唾液里，然后被你吞进肚子，所以说，你正在吃你自己！

系带：它位于你的舌下，要多难看有多难看。你可以看到上面的一些血管，它们给你的舌头输送血液，并且给舌头提供说话和品尝食物的能量（有时候这两件事是同时进行的）。

牙菌斑：聚集在我们牙齿上的一层细菌——它们是腐蚀牙齿和制造口臭的罪魁祸首（如果你有的话，赶快刷掉它们）！

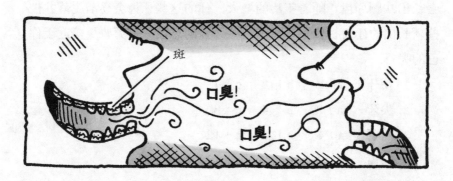

讨厌的吞咽

既然你已经完成了口腔检查——那就开始准备吞咽吧。有趣的是，我们中大多数人不需要想就能够做到这一点，这也许是因为吞咽是一种反射动作。但是，这种动作也要经过一个非常复杂的过程——看看你是否能按照以下说明顺利完成这个动作。

注意：不要把汤汁溅到干净的书本上！

1. 用舌头把你咀嚼过的食物顶在口腔上壁。

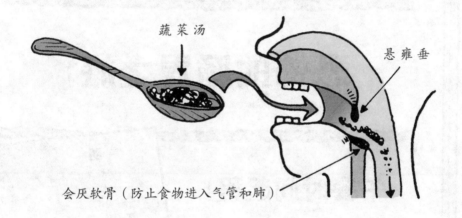

蔬菜汤

悬雍垂

会厌软骨（防止食物进入气管和肺）

2. 把食物推向咽喉的后部。

3. 摆动悬雍垂，阻止食物冲入你的鼻腔。不用费力去做这个动作——因为它是自动完成的。

注意1：进食时不要发笑。当你笑的时候，悬雍垂向下摆动，会导致你刚刚喝下去的汤从鼻腔里喷出来！

注意2：吞咽食物时尽量不要呼吸。呼吸会导致食物进入气管，引起咳嗽。在气管的顶端有一个名叫会厌软骨的小盖盖，当它盖上时，可以防止食物进入气管。

你想知道食物被吞下去以后发生的事情吗？来看看吧——可真是吓人啊！

想不想来一次惊心动魄而又刺激无比的假日旅行？想象一下，如果你被缩到只有针头那么大，然后坐进一辆豌豆大小的汽车中，到别人的肠胃里去做一次长途旅行，猜猜会怎么样？

恐怖假日旅游公司荣誉推荐……

恐怖的肠胃之旅！

午餐时间起程！

声明

1. 如果你不幸被消化，变成了一堆化学汤，责任不在我们，问题！

2. 旅途中严禁上厕所。

下午1：00

进入口腔。请系好安全带，拉上车窗。四周都是湿漉漉的，我们将要来一次咽喉瀑布冲浪——哗！

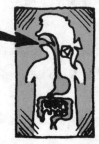

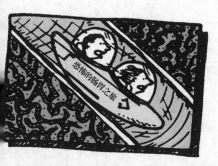

下午1：01

经过激动人心的9~13秒自由落体运动之后，我们被挤到了咽喉以下25厘米深的地方！

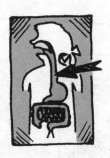

下午1：02~6：00

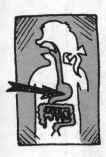

我们将在胃里停留5个小时，这段时间足够我们认真观察薄薄的胃壁以及分布在上面的3500万个分泌消化液的细胞。

▶ 一个红辣椒把胃里染得红彤彤的，是不是很像黄昏日落的美景？

▶ 胃发出隆隆的咆哮声，那是食物中气体挤压发出的声音。

▶ 体验一下被胃匀不断搅动的惊心动魄吧！每隔20秒钟，胃就会搅动一下（如果你有呕吐感的话，我们备有呕吐袋）。

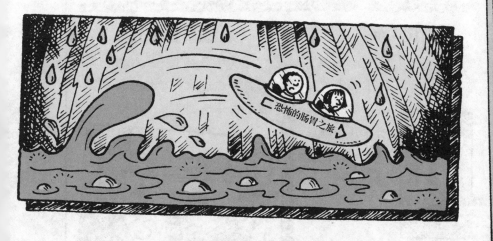

下午6：00

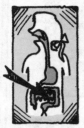

一个突然的倾斜把我们送入了肠子——还有什么比在长达6米、风景秀美的小肠里轻松漂流更惬意的事呢（速度是每分钟2.5厘米）？

▶ 在我们前进的同时，你可以好好享受一下平稳滑行的滋味。薄薄的肠壁可以防止小肠在分泌消化液时把自己也消化掉。

▶ 你可能会对肠内壁上500万条被称作"绒毛"的天鹅绒状凸起物感到惊叹不已。

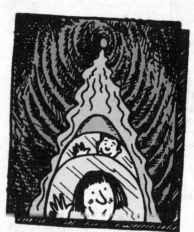

▶ 我们已经被胰腺和肝脏分泌出来的富含酶的消化液包围了，真让人喘不过气来。

▶ 真奇怪，食物中的化学物质都被"绒毛"吸收了。

▶ 阑尾之谜让人困惑。每个人都有这么一个长得像手指的东西，它们从肠子末端突出挺起，但是没有人知道它是干什么用的。

晚上10：00

晚上将下榻于舒适而宽敞的大肠，这里环境优美。

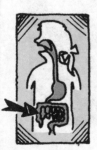

你可以躺着倾听水从食物残渣中汩汩流出最后再返回身体各处的美妙声音。

第二天早上7：30

（这要花上一点时间）穿好你的救生衣并带好降落伞，准备向马桶空降。

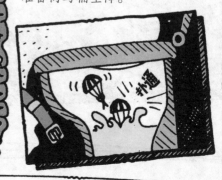

头脑有毛病的科学家

当然，第一个研究肠胃的科学家肯定历尽了艰险。他要做一些恶心的猜测、恐怖的观察，以及一些令人作呕的催吐实验。*

★给读者的警告：催吐剂是一种可以让你呕吐的东西。呕吐是一种反射行为，是由环绕在胃周围的肌肉的强烈收缩造成的。阅读这一章的内容也可能导致你呕吐。所以，千万不要在家里或学校尝试这一类实验！

催吐实验

如果你觉得科学就是一尘不染的白大褂和无比干净的实验室……再好好想想！这里有一些你甚至连想都不敢想的恶心实验。

1. 瑞恩·里莫（1683—1757）

生平业绩：法国著名科学家，对什么都感兴趣，包括技术和工业。

催吐实验：他曾经训练了一只鸢（一种鸟，而不是风筝），使它能够吐出吃进的食物。然后，他把这些呕吐物倒出来进行细致研究，看看这些半消化的食物像什么。

令人作呕的发现：在鸟的肠胃里，那些肉并没有完全腐烂。这是因为鸟胃里的化学物质杀死了致腐细菌。

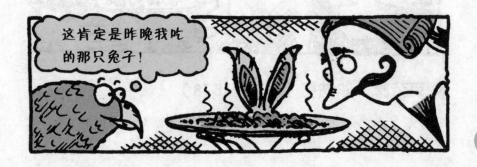

2. 拉扎罗·斯巴兰扎尼（1729—1799）

生平业绩：意大利著名科学家，致力于研究火山、电鱼、雷雨云、蜗牛如何长出被砍掉的头，等等。

令人厌恶的研究包括：

▶ 强迫动物吞下装在系有绳子的管子里的食物，然后再把管子拉出来，用以研究食物的变化。这些实验动物包括猫、狗、牛、蝾螈、羊、马和模样丑陋的蛇。

▶ 用自己做同样的实验，再咽下那些吐出来的食物。把每一点食物都吃3遍，看发生了什么变化！

▶ 让自己再呕吐，以便于研究自己的胃液。

催吐实验：把一个装有呕吐物的容器放置在一个温暖的地方长达几个小时。

令人作呕的发现：呕吐物继续被消化（这是因为胃产生的酶并没有停止工作）。

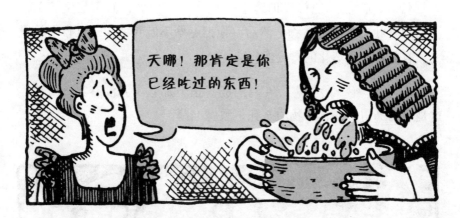

3. 克劳德·伯纳德（1813—1878）

生平业绩：法国科学家。擅长人体解剖，对血管和神经有一些惊人的发现。

令人厌恶的研究：为了做实验，他绑架了几条狗，并把管子插进这些可怜的小狗的胃里，以研究可能出现的情况。

催吐实验：在脂肪含量高的食物中加入狗的胰腺液。

令人作呕的发现：脂肪被消化掉，变成了一团油腻腻的东西（这是因为胰腺分泌的消化液可以消化脂肪）。

你能够做这些实验吗？你愿意做吗？如果你的答案是"哟……"或者"洗手间在哪儿"，那只能说明你的胃适应不了这样的实验。也就是说，你不能去1822年美国一个叫麦基诺福特的地方了……

胜任工作的胃

年轻的阿历克斯·圣·马丁痛苦地呻吟着。一次意外的枪击事故在这个年轻人的肋部制造了一个直径为15厘米的大洞……甚至可以看到里面的内脏。这个年轻的加拿大猎人断了两根肋骨，肺部遭到严重损坏，胃还被打出了一个洞。

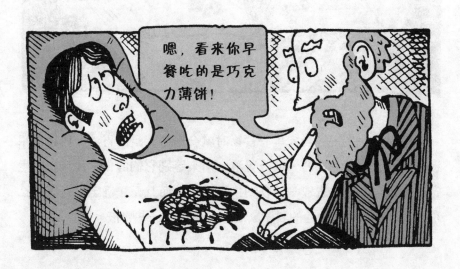

威廉·波蒙特医生看了看伤口，难过地摇了摇头：这个年轻人活不了多久了。在那个年代，能够给这种病人提供的唯一治疗就是缠上绷带，准备葬礼。出乎意料的是，阿历克斯竟然活过了那个晚上！几个星期、几个月过去了，这个年轻人的伤势竟然开始有所好转了！但是，他还要面对一个巨大的麻烦。

胃上的伤口始终无法愈合，因此每当感到饥饿时，阿历克斯只能给胃捆上绷带以防止里面那些恶心的消化物滑落出来。

尽管如此，这个小伙子仍然乐观地接受了这一切令人震惊的遭遇。而那个有怪癖的医生呢，也正好借此机会进行了一系列令人恶心的肠胃实验。有一天，他让阿历克斯吞下了一块系在绳子上的生肉。接着，他把那块肉从胃里拉出来，检查上面发生的变化。还有一次，波蒙特医生甚至把体温计插进胃的伤口，以观察胃蠕动时温度的变化。

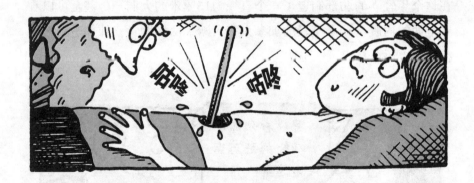

医生很快发现，当胃里有食物时就会产生大量的胃液。他趁机用管子抽取了阿历克斯的一部分胃液，用来鉴别它们的化学成分。医生先用舌头尝了一些胃液——哎哟！真难吃，而且无法确定这是些什么东西。于是，他又给他的科学家朋友们送去了一些胃液。

科学家们在这种消化液中发现了盐酸——一种具有强大分解功能的化学物质。这种物质有助于分解食物，并且杀死细菌。

有时候，医生和病人之间也会发生一些纠缠的情景。我们先从阿历克斯的角度来说说吧。两年来，波蒙特医生一直照顾着他，但另一方面……哦，如果有什么事儿比在身上扎个洞更糟糕的——就是被一个可怕的医生天天追着对你的胃实行恐怖行动。接下来的几年，波蒙特医生一直追逐着阿历克斯，因为这样，波蒙特医生就可以进行更多、更可怕的实验了！

有趣的是，就在这些大喊大叫的追逐中，波蒙特医生得到了更多的科研资料。他还注意到，当阿历克斯跑动起来的时候，他的胃部就会变得红彤彤的，而且不停颤动！

最后，在1833年，也就是11年之后，波蒙特医生发表了他所有的研究成果。这本书附带了大量有关胃蠕动的图片，一夜之间就成为了畅销书，波蒙特医生也因此获得了荣誉和财富。这其中一个不容忽视的事实就是——他得到了一个可以胜任此项工作的胃！

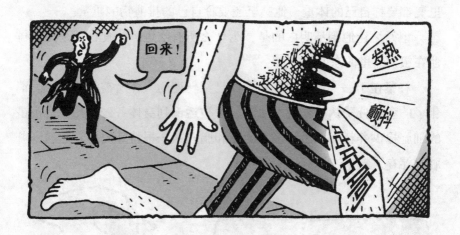

体重事件

在300年前,一位名叫桑托里奥·桑克托里尔斯的意大利科学家决定制造一台惊人的体重机。这台悬挂在天花板上的体重机的大小足够放下一把椅子、一张桌子和一张床!甚至还有多余的空间可以放上一只银便器。每天,桑托里奥都要坐在这台机器上称量他的体重。

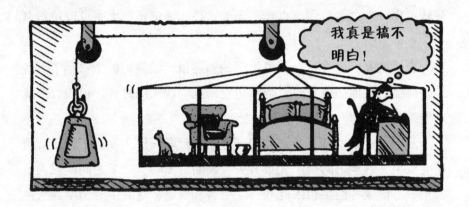

就这样,他一直坚持了30年。无论饭前饭后,还是吃饭时,桑托里奥都要称自己的体重,他甚至还要称自己的排泄物的重量。

但始终让他搞不明白的是,为什么所有吃进去的食物总是比他排泄在银便器里的东西重?

答案在于——这些失踪的食物已经转变为人体所需的能量了。消化了的食物分子从肠胃进入血液,再被运输到身体各处给几十亿饥饿的细胞提供养料。之后,多余的糖和脂肪被一根特殊的血管运送到肝脏中储存了起来。

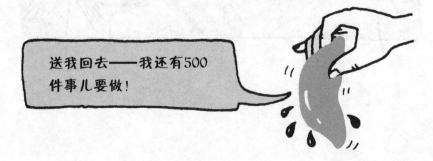

肝脏档案

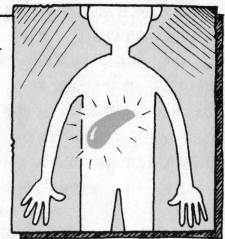

姓 名：肝脏

位 置：内脏的顶端，横膈膜的下方。

作 用：它还有什么不能做的呢？

恐怖细节：如果肝脏停止工作的话，你的各种排泄物就会堆到皮肤上来。

惊人特征：失掉90%的肝脏后你仍然可以存活，剩下的那一点点可以重新长成一个新的肝脏！

活跃的肝脏

当然，你的肝脏忙碌极了，科学家们发现它一共要应付500项工作，也许还有更多没被人类发现的工作！肝脏可以——

▶ 控制血液里的含糖量。胰腺分泌的一种名叫胰岛素的物质可以帮助肝脏完成这项工作，胰岛素分泌量过少会导致一种叫糖尿病的疾病。

▶ 储存多余的脂肪和淀粉。

▶ 制造维生素A。

▶ 清除老化的血红细胞。

▶ 制造消化液。

▶ 保持体温——所有这些行为都可以产生热！

但不是所有的食物都能被人体利用，其中一些是不需要的——所以你的身体就把它们排泄出去了。

103

恶心的垃圾处理1——废弃的食物

1. 每天你吃进去的部分食物会以新的面貌再次出现，它们被肝脏中的消化液染成了棕褐色——真可爱！

2. 这些废物在医学上被称作"粪便"——也就是拉丁文中"渣滓"的意思——慢慢地累积起来。

3. 儿童每天排泄65～171克粪便。一些勇敢的科学家发现粪便中含有75%的水分，在剩下的固体物中，其中2/3是粗纤维、果皮和果核等身体消化不了的东西，另外1/3是……细菌！

4. 没错！你的内脏里堆积着好几十亿的细菌，这些细菌成功地逃过了胃酸的侵蚀。呼！幸运的是，大多数的细菌都没有什么害处。

5. 不幸的是，它们能够制造气体。这些气体与食物和饮料中的气味混为一体，从人体的任何一端再次冒出来——通常会引起哄笑，使人尴尬，而且还伴有杂音（有时是怪味儿）。

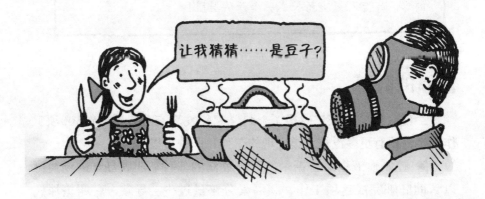

6. 但是，最糟糕的还是这些气体里含有甲烷——一种易燃的化学气体（注意：不要在自己或者老师身上做实验来证明这一点。曾经有一位外科大夫在切开一个人的内脏后，竟然导致了一场可怕的爆炸）。

恶心的垃圾处理2——废水

你吃的很多食物是由水组成的。比如黄瓜里含有90%的水分，只有10%才是蔬菜。另外，你身体的2/3也都是水。水能够帮助你产生大量令人恶心的体液，比如眼泪、鼻涕和消化液，等等。而那些多余无用的水则会经你的肾脏过滤后排出体外。

肾脏档案

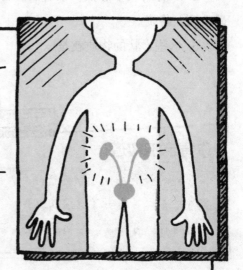

姓　名： 肾脏

位　置： 在你身体的后背部，最低的肋骨下方有两个肾脏。

作　用： 清除血液中多余的水分、盐和化学废物。

恐怖细节： 如果通过肾脏的水分不足，废物就会停留在这里，形成令人痛苦的结石。

惊人特征： 你的肾脏每分钟可以过滤200升血液。

肾脏的工作原理

　　肾脏就像是上百万个与排水管（输尿管）连接在一起的小型咖啡过滤器。

1. 每个过滤器就形同一个小管道。

2. 每个管道顶端的小囊可以从血液中吸取液体。

3. 当液体进入管道后，那些类似于食物分子的有用物质会被重新送回血液中。

4. 所有的废水加上多余的盐、有毒物质等顺着排水管（输尿管）最后滴入膀胱。

5. 这些水状的物质就是尿。

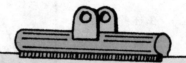

你肯定不知道！

　　通过检查尿液可以判断一个人的健康状况。尿液中含糖量过高意味着你可能得了糖尿病。过去，医生们常常通过品尝尿液来做出判断！另外，一些疾病还会导致尿液的颜色发生变化。

你是一名尿液专家吗

　　你能根据这些尿液的颜色来判断是什么疾病吗（注意：不要因此而对自己的尿液颜色感到紧张）？

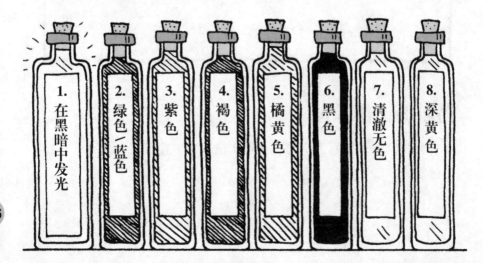

1. 在黑暗中发光
2. 绿色／蓝色
3. 紫色
4. 褐色
5. 橘黄色
6. 黑色
7. 清澈无色
8. 深黄色

导致尿液颜色发生变化的原因是：

a）病人被注射了某种动物的血液。

b）黑死病——一种可怕的热带疾病。

c）霍乱或是斑疹伤寒（两种致命疾病）。

d）病人喝了大量的液体。

e）病人食用了太多的甜菜根或是黑莓。

f）病人发高烧，出汗导致失水过多。

g）病人食用了高蛋白食品。

h）病人是一个外太空怪物。

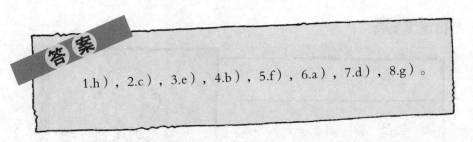

答案

1.h），2.c），3.e），4.b），5.f），6.a），7.d），8.g）。

当然，如果你的血液出了问题，肾脏就无法正常工作了。你的血液会随着心脏的张缩进射出来，冲向身体的各个角落！警告——如果看见大堆的血会令你双腿打战的话，那你最好在阅读下一章之前戴上眼罩！

血淋淋的器官

你也许觉得与身体有关的每样东西都是血淋淋的。其实，有一些器官会比另外一些更加鲜血淋漓！血液本身以及那颗让血液流动的心脏就是个很好的例子。血液对于生命来说实在是太重要了，原因在于……

血液档案

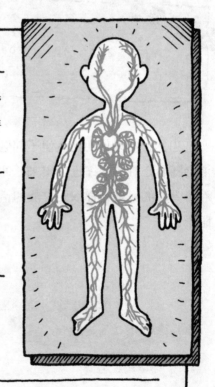

姓　名： 血液

位　置： 遍布全身的血管网中，你一共有大约5升的新鲜血液。

作　用： 给你全身的细胞输送营养、氧气以及其他生存所需的物质。

恐怖细节： 失去1/3的血液对人体无害，但如果失掉一半——你就完蛋了！

惊人特征： 血液中含有太多的物质，真奇怪它是怎么装下的——往下看就知道了。

血液里面是什么

1. 你的血液是黄色的！这绝对千真万确。如果你把一试管的鲜血静置几小时后，血细胞会沉淀到试管底部，这时你会看到血液的上层是澄清的黄色液体。

2. 这些黄色液体被称为血浆——血浆的90%是水，另外10%是身体细胞生长和健康所需的化学物质，比如营养分子和矿物质等。科学家们已经研究出可以使血浆干化为粉末，加水后又能变回液体的方法。

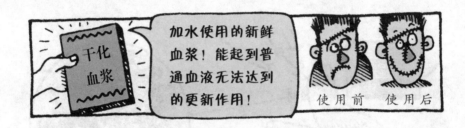

3. 把血液想象成是一种可以使你周身沸腾的热汤。它充满了糖及其他从食物中摄取来的营养分子——这就是吸血鬼和蚊子都喜欢吸食美味血液的重要原因！

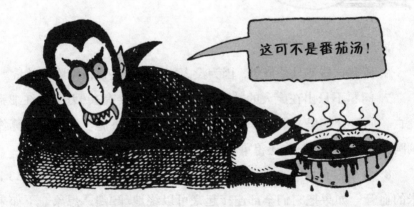

4. 血液比水的浓度高，实际上，它比水要浓3倍。这一点，只要你想想血液中挤满了丰富的血细胞，就不会觉得奇怪了。在1毫米大小的小小血滴里你会发现：

▶ 7 000个白细胞。

▶ 30万个血小板——它们是骨髓细胞的一小部分，可以帮助凝结血液。

▶ 500万个血红细胞。

听起来很吓人，不是吗？其实这算不了什么……

5. 总的来说，你的体内含有……

▶ 350亿个白细胞。

▶ 5 000亿个血小板。

▶ 250 000亿个血红细胞。

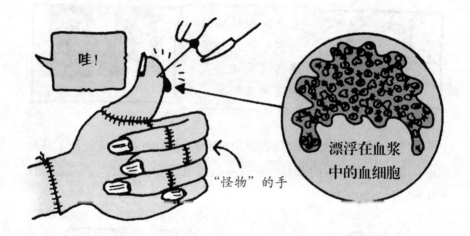

漂浮在血浆中的血细胞

"怪物"的手

同时，科学家们说……

6. 所有这些都只是猜想，因为没人能数清这些血液细胞的数量。

7. 问题不只出在庞大的数字上。每秒钟都会有300万个血红细胞死亡，同时骨髓里又造出了300万个新生的血红细胞。所以，就算你刚刚完成了计算——你还得重新再数一遍！

8. 血细胞有足够的容身之处。你的身体里容纳了总长为96 558千米的血管，如果把它们全部连接起来可以绕地球2圈，想象一下如果有一条那么长的高速公路……

但是，如果你想沿着这条血液高速公路驶进那些小小的血红细胞里，就得先学一些相关的交通规则了。

血液高速公路路标

规 则 1：单行道规则，动脉血管从心脏出发，静脉血管通向心脏。严禁倒流！

规 则 2：禁止倒流。血管中的瓣膜就像瓶盖一样，使血液不能倒流。

规 则 3：血红细胞在中央行进，白细胞在周围爬行。

规 则 4：确保你能够分辨出其他这些公路使用者。

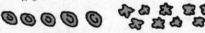

血红细胞　　　　血小板　　　　白细胞

规 则 5：严禁超速行驶，在心脏上端的大动脉中，血流速度为每2秒行进1米，在很细的毛细血管中则为每半小时行进1米。

规 则 6：每隔4个月，所有的血红细胞都会聚集到肝脏被分解掉，血小板的寿命只有2周。

规 则 7：注意伤口周围的血块！血小板会聚集在伤口处，并产生使血浆凝结的化学物质。除血小板以外，其他公路使用者须避开此路。

如果你体内缺血，可能就需要输血，这意味着你需要用别人的血。幸运的是，你不需要再还给他。

一个让人血液凝固的故事

3个世纪以前，科学家们就开始考虑是否可以向人体内注射血液。那样做会成功吗？只有一个办法可以知道！

1667年的一天，英国一群顶尖级的科学家们聚在一起，观看了一场可怕的输血实验。大家注目的焦点是一位勇敢的志愿者，他同意让科学家往他的静脉中输入340克血液，而这些红色的液体是由一只绵羊慷慨奉献的！

1. 你能猜一猜接下来发生的事情吗？

a）这个志愿者活了下来。

b）这个志愿者的头发变成了羊毛并且死掉了。

c）这个志愿者疯了。

答案

c）他被别人形容为"头脑有毛病"，但科学家们认为这次实验是值得的，后来又进行了更多的输血实验。

但是，灾难接着就降临了。在法国，一个男人接受了一次输血后死掉了，没有人知道这是为什么，执行手术的医生因此被指控谋杀。虽然最后他被证明为无罪，但法国政府从此开始禁止一切输血活动。

与此同时，实验还在进行。那个时代的科学技术相对落后。一天，一个大夫给一位生病的老人提供了一次输血机会，下面就是他想要做的……

▶ 在两根银管之间接上一段鸡肠。

▶ 用温水把鸡肠洗净。

▶ 把一根银管的一头插入一个健康志愿者的手臂。

▶ 把另一根管子插入老人的静脉。

▶ 让志愿者的血流入老人的体内。

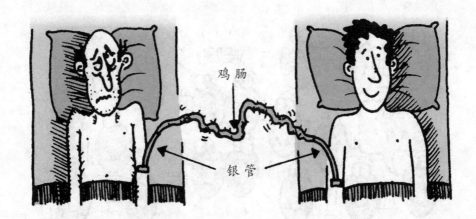

鸡肠

银管

2. 猜一猜接下来发生了什么?

a) 老人说:"噢,不要啊!"然后就死了。

b) 老人说:"好吧。"但这次输血让他送了命。

c) 老人说:"还不错。"在他逐渐恢复健康的同时,志愿者死了!

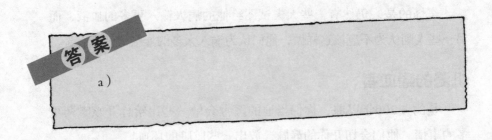

答案

a)

在输血的过程中,可能会产生血块凝结、血管堵塞的危险。那么,究竟是什么制造了这些杀手凝块呢?

1900年，当一个奥地利科学家卡尔·兰德斯坦纳发现了不同种类的血型之后，谜底被揭晓——你的血型要根据血红细胞携带的化学物质来决定。当不同血型的血红细胞错误地碰到一起时，会把对方看成是细菌，细胞外层杀灭细菌的化学物质将会采取行动。最后，这些细胞就被粘在一起了。

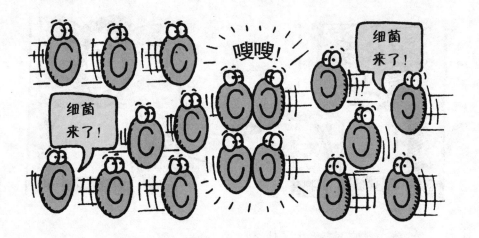

现在，血液可以被储存在血库里。当人们需要输血时，只要从血库取出相同血型的血液就可以了。建血库的费用虽然昂贵，却能救命，只是可怜的卡尔没能赶上好时候。1943年，他死于一次由血凝引起的心脏病。

奇怪的是，仍然有一些大夫试图给他的病人输入更多的血液，而另一些人则认为不应该这样做，他们认为输入太多的血会对健康有害。

饥渴的嗜血者

是的，200年以前，你们当地的医生会做一些比给你开咳嗽药更多的事情。他们会切开你的静脉，放出一些肮脏的坏血！

在那个年代，医生都有一整套模样丑陋的刀具，它们被用来专门从事放血的可怕工作。

看来你不喜欢它们的样子喽。好了，别担心，你还有另外一个选择，你猜那是什么？

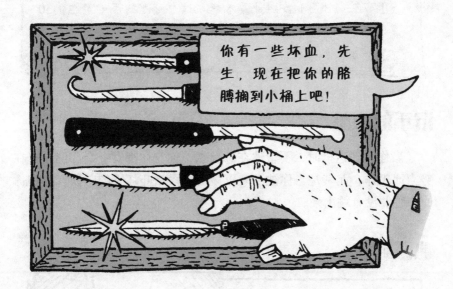

老掉牙的谜语

什么东西有10个胃，前面有3颗锋利牙齿，浑身上下黄绿斑斓、身上还滴着毒汁，在喝够了你的血之后变得有15厘米长？

现在有一些坏消息！外科医生特别钟情于使用水蛭从孩子身上吸取血液，他们认为这样做比用刀子割开小孩的血管要仁慈多了！

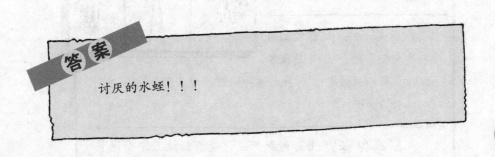

讨厌的水蛭！！！

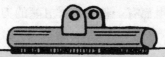

你肯定不知道！

法国医生弗朗科斯·约瑟夫·维克托·布朗塞斯（1772—1838）特别钟爱水蛭。这个可恶的医生经常把50条扭曲着的水蛭放在他的惊恐万分的病人身上。在他的鼓动下，法国医生每年要使用超过4 100 万条吸血水蛭来治病。

沉重的心脏

当你读到这里时，不管你在做什么，你身体都有一个部位一直在努力地工作，尤其是当你被上一页最后那段话吓坏了的时候。好在你的心脏并没有跳出来。

心脏档案

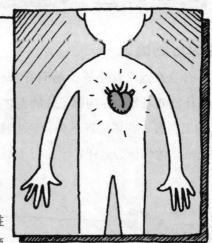

姓 名： 心脏

位 置： 心脏的最高处距离左边胸骨为8厘米。

作 用： 促进血液循环。

恐怖细节： 你的心脏并不是心形的——它是水滴形的，而且顶端有些乱七八糟的血管。它大约12厘米高，250~300克重。

惊人特征： 出奇的勤劳，总是狂热地工作（见下页）。

狂热工作的心脏

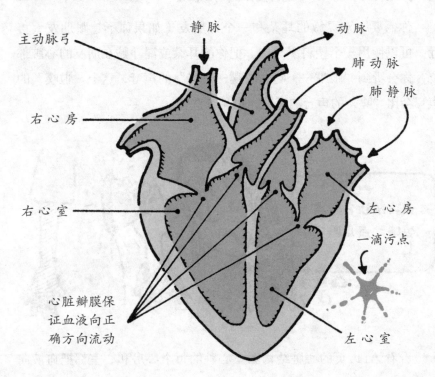

主动脉弓

静脉

动脉

肺动脉

肺静脉

右心房

右心室

左心房

一滴污点

心脏瓣膜保
证血液向正
确方向流动

左心室

▶ 你的心脏非常强壮，可在1分钟内把血液压送到身体各处。

▶ 心脏跳动的速度是由大脑神经控制的，它还会受到情绪影响——这就是为什么你在进行科学测验前心跳不已的原因。心脏跳动的能量来源于一个内在的起搏器，它可以通过微弱的电击刺激心跳，这就是心脏持续跳动的原因！

▶ 1天之内心脏压出的血液可以充满一个10 000升的水槽！

▶ 在人的平均寿命内，心脏可跳动30亿次。

▶ 而且流出血液的总量可达到3亿升，足够填满5500个大型游泳池！

▶ 在这期间，你的心脏一刻不停地跳动，即使是在睡觉时也不停止。

敢不敢试试——心脏如何跳动

你需要一双灵敏的耳朵和一个好朋友（如果你不想跟朋友太接近，可以使用一个塑料漏斗）。把你的耳朵或漏斗贴在朋友的心脏部位，你会听到"啦噗——咚、啦噗——咚"的声音，这个"啦噗"的声音会比"咚"的声音响亮些，也稍长些。

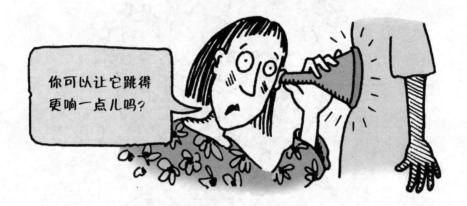

你可以让它跳得更响一点儿吗？

看看第117页的心脏结构图。心脏的每个心房和心室都把血液向图示的方向压送。"啦噗"声是心脏瓣膜开启发出的声音，这时心脏迫使血液流出。"咚"声，是瓣膜为了防止血液回流而关闭发出的声音。你的心脏并不是身体上唯一跳动的部位，你还可以感到血液在手腕侧处以及颈侧的脉搏跳动，是什么导致了这些脉搏跳动？

a）动脉把血向前送。

b）当一股从心脏出来的血液经过时，致使动脉外凸。

c）因为血液暂时停顿造成的静脉凸出。

答案

b）

你也许会感到奇怪，为什么你的一半心脏都要把血挤向肺部？你的双肺就像是一对气喘吁吁的风袋，它们需要给你的身体提供氧气，而且由血液把这些氧气运送到身体各处。如果没有氧气的话，你就会喘不过气来！

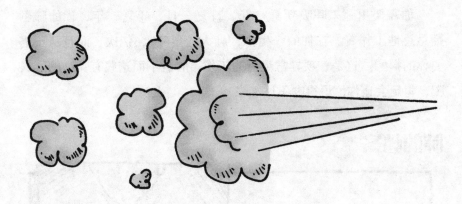

气喘吁吁的 肺

你需要用肺来呼吸新鲜空气。日复一日，年复一年，你的肺勤勤恳恳地工作着。在你的一生中，肺大约要呼吸6亿次，而且从不需要你的提醒。这是一项异常艰巨的工作，看看下面这些有关肺的资料吧，肯定会让你惊讶得喘不过气来。

肺的档案

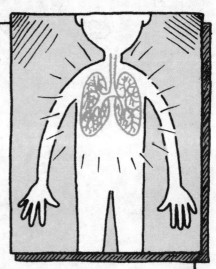

姓 名：肺

位 置：位于胸腔内心脏的两侧，心脏舒适地贴在左肺的凹陷处。

作 用：呼吸空气，让氧气进入血液并供给细胞。

恐怖细节：烟尘一旦被吸入肺中，就再也不会出来了。所以，严重吸烟者的双肺到最后就像是一对又脏又腻的柏油桶。

惊人特征：你的双肺上有7.5亿万个管状和囊状的细胞，如果把它们平铺开来可以铺满一个网球场。

呼吸——发生在胸腔里面的故事

"就像呼吸一样简单"——人们总喜欢这样说。但事实上，呼吸可不是件容易事儿，不信你试试。

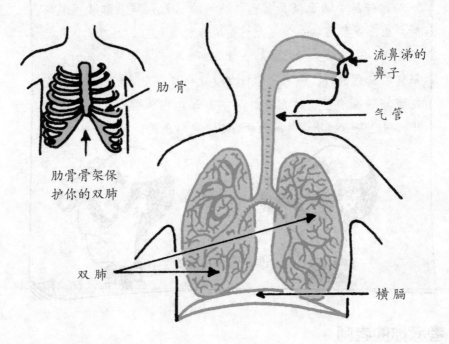

肋骨

流鼻涕的鼻子

气管

肋骨骨架保护你的双肺

双肺

横膈

1. 横膈往下拉。

2. 肋骨架向上升高。

3. 空气经过你的鼻腔和口腔进入肺里。

4. 最后，空气进入一种叫肺泡的小囊中。

你的呼吸空间

肺泡是进行空气交换的场所。在这里，空气中的氧气进入血液，然后再由血液中的血红细胞携带着进入身体各处。同时，二氧化碳气体（由细胞产生并溶解于血液中的一种废气）则往相反的方向运动。这一切都可以在1/3 秒内完成。然后，再依照前面提到的1 ~ 4步骤反向进行，就可以呼出肺里的空气了。是的，这一切活动就是以快得令人窒息的速度完成的。

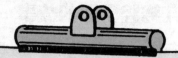

你肯定不知道！

你静脉中的血液是蓝色的吗？当血红细胞从肺获得氧气时，血液是鲜红的；但当血红细胞释放氧气后，血液就变成了暗红色，这就是为什么静脉血管带回心脏的血是暗红色的。如果你的肤色很白，皮下的静脉血管就会呈现出蓝色。据说古代的贵族都拥有蓝色的血液，其实，那是因为他们成天待在屋里，肤色苍白，所以静脉血管看起来是蓝色的！

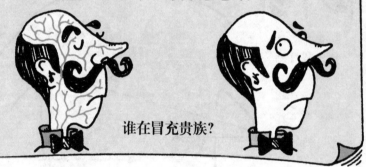

谁在冒充贵族？

考考你的老师

你的老师脾气火爆吗？这个狡猾的测验会让他（她）喘不过气来的！现在可以让他（她）开始思考了！

线索：一个成年人每分钟大约吸入6升空气。

1. 一个男人在电话亭里打电话，这个电话亭里大约有270升的空气。如果门被关闭后，空气就无法进入到里面了。那么，在这个人因为缺少空气而晕倒之前，他还能打多长时间的电话？

a）45分钟。

b）4小时。

c）45小时。

2. 一个女人在一个长1.8米，宽1.8米，高1.5米的房间里睡觉。房间里有大约1 300升的空气，她能有足够的空气活过这一夜吗？

线索：当你入睡后，只需要呼吸正常量一半的空气。

a）能——而且第二天还够用。

b）不能——她会窒息而死。

c）能——刚刚够用。

3. 思考一下问题2中提到的房间大小。如果要度过一生共需要多少空气？

a）足够充满2个大飞艇。

b）足够充满1个小热气球。

c）足够充满339 174 个热气球。

4. 为什么有的人潜入湖中用芦苇管呼吸会死掉？

a）无法在冰冷的水中工作。

b）水压压迫身体，使肺无法正常呼气。

c）水从耳朵进入体内，最后，这个人被淹死了。

5. 一个女人不停地打嗝儿，这是由哪部分呼吸器官引起的？

a）横膈。

b）肋骨。

c）肺。

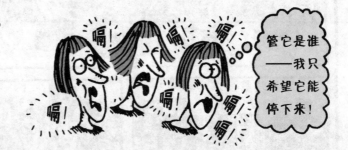

管它是谁——我只希望它能停下来！

1.a）这正是一些老式电话亭带来的麻烦。

2.c）

3.a）那是368 000立方米的空气。

4.b）

5.a）这通常是因为吃得太快或是喝得太快而引起的。

可怕的打嗝

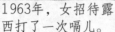

1963年，女招待露西打了一次嗝儿。

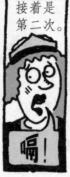

接着是第二次。

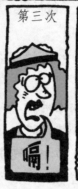

第三次。

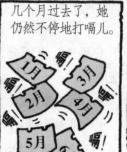

几个月过去了，她仍然不停地打嗝儿。

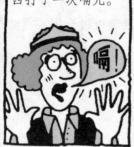

她尝试了各种各样的办法：倒立着喝水、屏住呼吸、在一个纸袋里呼吸、吃结成块的糖、受一次可怕的惊吓……

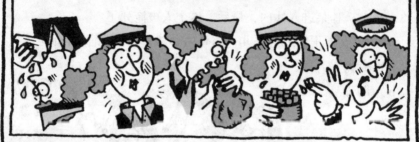

她还试过用2 000多种药物来治疗。

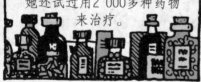

看过100多个大夫。

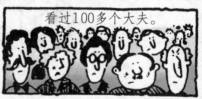

瘦了18千克。

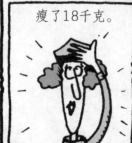

并被迫放弃了工作。

再见，嗝！

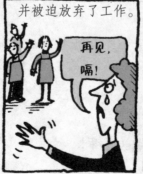

1965年，她终于停止了打嗝儿！

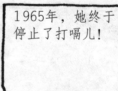

你认为是什么造成了这个戏剧性的变化？

a） 一次强烈的电击。

b） 信心治疗法。

c） 动了一次手术。

不可思议！

答案

　　c），一根控制横膈的神经遭到了损坏。停止打嗝以后，露西却再也不能像以前那样轻松呼吸了。

敢不敢试试——你是怎样说话的

　　有些人似乎从来没有停止过讲话，这种可怕的折磨对老师们来说就更厉害了。当然，你知道怎样说话（并且也知道什么时候停止），但是你知道肺在你说话时扮演了什么样的角色吗？

　　在你气管的中间有一个三角形的开口，就在那个被称为"喉结"的小凸起物的后面。在这个开口的两侧，有一些皱状的声带。当你说话时，这些声带就会展开；另外，从肺里呼出的气体也会使它们不停地颤动。声带越宽，你发出的声音就越深厚（小孩的声带窄，所以声音总是尖尖的）。

　　基础的声音是由声带摩擦产生的，然后再因为舌头、下唇和下巴的位置变化而发生改变。试试下面这些艰难的发声练习，你就知道这几个部位有多么重要了。

　　1. 把你的舌头伸出到脸颊上，发"S"的声音（做不到吧）。

2. 不让上下唇接触，发"P"的声音。

 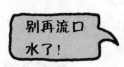

别再流口水了！

3. 用手顶住你的下巴，说话时不让它向下移动。

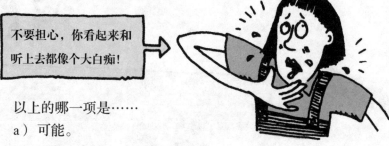

不要担心，你看起来和听上去都像个大白痴！

以上的哪一项是……

a）可能。

b）可能，但听起来很滑稽。

c）不可能。

好好欣赏一下你的朋友们挑战这些高难度动作时的古怪表情吧！

答案

1.b），2.c），3.b）。

肺部的声音效果

这里有几种其他的声音，也是从你的肺里发出来的……

打哈欠

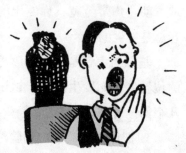

当进入肺部的空气不够时，就会发生这种情况。这时你可以采取猛吸一口气的方法来减轻打哈欠。当然啦，无聊乏味的科学课也会使人打哈欠的。

大笑

当横膈运动时引起的深呼吸伴随着肺部的几次短促呼吸就会引发大笑。当你的老师从自行车上摔下来时可能会引起你大笑。

哭泣

哭泣时的呼吸状态与大笑时一样，只是你对它们的感觉不同。还有，如果你在不该笑的时候笑了，可能就会导致另一个结果——哭泣。

不管你用你的肺做什么，你首先要知道一件事，这可不是什么笑料而是一些坏消息。

有关呼吸的坏消息

你吸入的空气并不总是干净的，尤其当你住在大城市时，情况更糟糕。是这样的—— 每天你都要吸入20 000 000 000 个微小的污染物，如尘土和其他脏东西！好消息是你的身体有办法处理掉这些不受欢迎的客人。

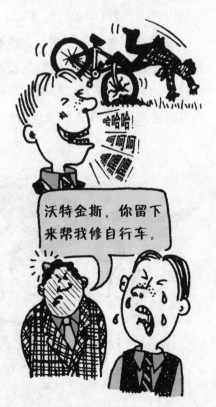

1. 在你的鼻子、气管以及肺细胞里，有很多被称为纤毛的细小毛发。它们的工作是把那些脏东西重新送回嘴和鼻孔里。

2. 鼻涕是鼻子和气管里的一些肮脏陷阱。外来的脏东西一旦粘在了鼻涕上，就再也无法逃出去了。你有没有发现，当你在一个尘土飞扬的地方干完活儿后，你的鼻涕竟变成了黑色！

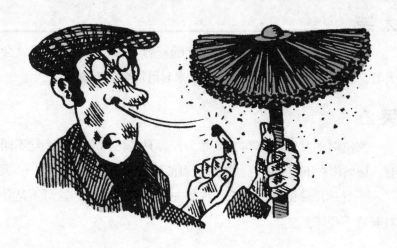

好一点儿的消息

你可以这样咳出脏东西，先闭住气管的顶端，然后突然松开，让一股时速为每秒150米的气流从口腔里冲出来！

或是擤出鼻涕——用什么东西挠挠鼻孔内侧，先闭上喉咙，再打开。那些被限制在肺部的空气直冲而出。而你的舌头堵住了从气管通向口腔的道路，于是，那些脏兮兮、黏糊糊的鼻涕就像小型龙卷风一样以时速超过160千米的速度喷射了出来！

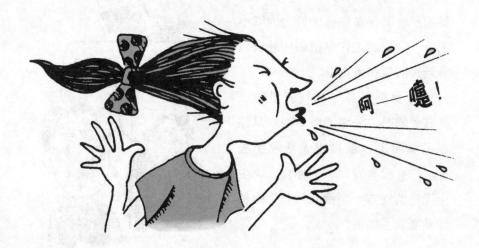

真正的坏消息

并不是只有灰尘和食物残渣才会使你咳嗽或是打喷嚏。我们呼吸的空气中承载了好几十亿个细菌。它们活着的唯一目标就是侵入你的身体，使你染上各种可怕而讨厌的疾病！阿——嚏！

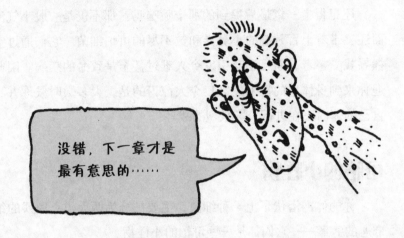

没错，下一章才是
最有意思的……

致命的疾病

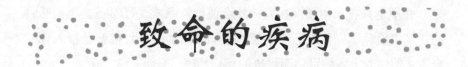

　　还记得上一章最后提到的那个喷嚏吗？那不仅是一股小气流，里面还夹带着上百万滴的小鼻涕和数不尽的可怕细菌。它们通过空气传播寻找受害者，而且还会引发令人难过甚至是致命的疾病。因此，欢迎你来到身体里的特别战区！令人惊讶的是，大多数时候你并不知道自己的体内正在进行一场激烈的战斗！

可怕的小怪物

　　你的体内潜伏了上千种细菌，主要被分为两大类：凶残的细菌和邪恶的病毒——它们都是一些可怕的小怪物。

凶残的细菌

　　细菌可以有很多种外形和大小。它们有的看起来像章鱼，有的像香肠，还有的甚至有一条鞭状的尾巴，可以帮它四处游动。每20分钟，细菌就可以增加1倍的数量，这样，在1个小时内，它们的数量就增加了8倍多。8个小时后，一个小小的细菌就可以复制出1 600万个自己了！

　　在花园的小棚和学校的角落里潜伏着很多像这样既阴险又无法看见的家伙，它们随时都准备向你发动突袭。很多细菌总是躲在阴影里，因为它们害怕被阳光杀死。遇到阴天时，它们会随风飘浮，高达云际。有的细菌还携带了比致命的毒药还要厉害100 000倍的毒素。

恶棍展厅

凶残的细菌包括能使人发热、得破伤风，或是肚子疼的各种微生物。邪恶的病毒则会让人患上感冒、水痘、麻疹等可怕的疾病。此外，还有上百种可以致病的细菌。以下展示的标本只是其中很少的一部分！

肉毒杆菌

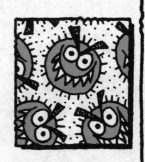

习　性：藏匿在半熟的肉罐头、土壤以及腐烂的树叶中。

危害报告：致命的毒素，可导致视觉重影、呕吐甚至死亡！

已知罪行：1922年，苏格兰的8名渔民因为吃了被肉毒杆菌感染的三明治而丧命。

危险概率：致命，但不用担心，这种疾病非常少见。

麻　风　病

习　性：只有与麻风病患者长时间接触才会被感染（而且并不是每个麻风病患者都会传染）。病情发展缓慢，一般要耗上好几年时间。病情严重时，会导致病人的手指和脚趾溃烂。

危害报告：对神经和皮肤可能造成损害。

已知罪行：在一些热带国家，这种病传染了数百万人。

危险概率：不易被感染，所以危险性不大——但是一旦染上，你就会变得非常、非常难过！

邪恶的病毒

对于病毒来说，你身上的每个细胞就像一个小行星那么大。这并不奇怪，因为病毒比细菌还要小上几千倍。如果一个细胞有月球那么大，一个入侵细胞的病毒小得就像是一艘登陆月球的宇宙飞船。然而，这个小小的病毒却可以把一些化学物质注入细胞，利用它造出上百个病毒。在半个小时之内，所有这些病毒会飞散开来，各自寻找下一个受害目标。而那个可怜的老细胞则像一只裂开的豆荚，因为劳累过度而死掉了！

流行性感冒

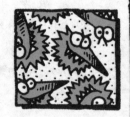

习 性：每年以不同形式出现，人体无法对它们产生免疫。

危害报告：发热头疼、全身疼痛、流鼻涕——几天不能上学。

已知罪行：1918 年，一次世界范围的流感传染致使 2 500 万人失去了性命。

危险概率：无法治愈。好在大多数流感并不会置人于死地——否则，你可能就永远不用上学了。

斑疹伤寒

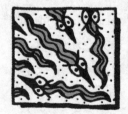

习 性：寄生在虱子体内，这家伙会把排泄物弄进人的皮肤里，呃！

危害报告：导致出红疹、发烧和死亡，同时也杀死虱子——谁管它呢？

已知罪行：和其他罪犯不同的是，伤寒病毒喜欢关禁闭。1750年，在伦敦的一次法庭审判中，一些染上病毒的虱子从犯人身上跳到了法官和审判员的身上，由此导致3名法官和8名陪审员染上了伤寒，被判"死刑"！

危险概率：在一些地方仍很常见，但已经有药可治。

你肯定不知道！

细菌并不总是在传播疾病，大部分时间它们也喜欢健康——但有时它们会被一些小蝌蚪状的病毒感染，导致自己也得上了致命疾病。哎，真是活该！

身体的反击

好消息来了，你的身体已经准备好要给细菌一顿痛揍——即使你没准备好也没关系，身体已经为你制造了一些杀菌物质作为武器。它们是怎样被发现的呢？好了，准备听一个让你泪流不止的故事吧。

催人泪下的故事

1. 1912年，科学家亚历山大·弗莱明培育了一批细菌用来做实验。不幸的是，在他因感冒而打喷嚏时，一滴鼻涕溅在了这些细菌上，把它们全都杀死了！

2. 弗莱明马上意识到，鼻涕里可能含有某种杀菌物质。他开始用血浆、痰和眼泪做实验。

133

3. 眼泪是很好的杀菌剂。为了得到更多的眼泪，弗莱明把一些客人弄进实验室里，并往他们的眼睛里挤柠檬汁（不要尝试这种行为——会把眼睛弄得刺痛）。

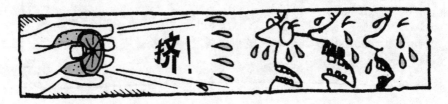

4. 他甚至连小孩子也不放过（事后，他会付钱作为赔偿）。

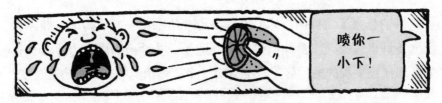

5. 进一步的实验表明，鸡蛋清也可以杀菌。于是，弗莱明打碎了大量的鸡蛋。

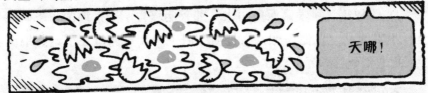

6. 接着，他发现鱼卵也可以杀菌，于是他开始去钓鱼——有趣的是，钓鱼正好是他的业余爱好！

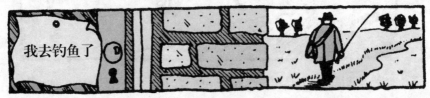

一个恶心的结果

1965年，科学家们发现可以杀菌的物质是一种被称作溶菌酶的酶，在弗莱明用过的所有实验品上都可以找到这种酶。这是个好消息，但令人伤心的是，这种溶菌酶只能杀死很少的几种细菌。

幸运的是，在你体内有一支强大的部队可以保护你免受细菌的侵害。每天，它们都在为了你的健康而拼命搏杀，不断牺牲。你认识它们吗？它们就是你体内那些伟大的白细胞——共计35亿个！这就是它们为你所作的贡献。

免疫系统档案

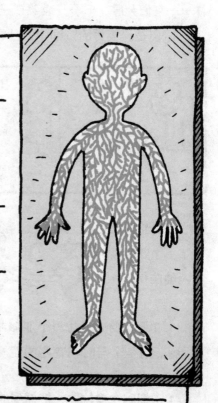

姓　名：免疫系统

位　置：淋巴系统很像排水管道，呈网状分布全身，其中也包括白细胞。

作　用：与细菌战斗，保持你的健康。

恐怖细节：从伤口流出来的脓里含有上百万个因与细菌搏斗而战死的白细胞。

惊人特征：白细胞之间可以通过化学物质交流、传递信息，比如"揍扁那些病毒"等。

1. 淋巴是从血管中渗出的一种液体，它们可以在淋巴管内流动。

2. 淋巴结：这些葡萄大小的结块可以把细菌和毒素从淋巴管中过滤出去。当你生病时，淋巴结就会肿胀变大。

3. 脾：在婴儿时期就开始帮你制造白细胞了。

4. 胸腺：可以制造一部分白细胞。

身体里的战斗

看看你的身体是怎样进行反击的吧！细菌想方设法地要进入你的身体——它们会通过鼻子、食物或是被割伤抓伤的伤口侵入你的身体。

1. 但是，英勇的白细胞们已经严阵以待。

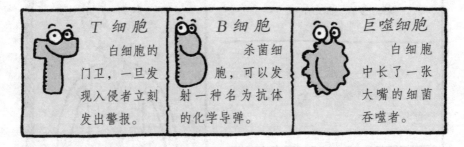

T 细胞　白细胞的门卫，一旦发现入侵者立刻发出警报。

B 细胞　杀菌细胞，可以发射一种名为抗体的化学导弹。

巨噬细胞　白细胞中长了一张大嘴的细菌吞噬者。

2. T细胞抓获了一个四处游荡的细菌！

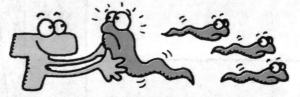

3. T细胞要去寻找一个能够制造抗体，并把这类细菌黏在一起的B细胞。这是个与时间赛跑的竞赛——因为这些细菌仍在不断繁殖自己！

4. B细胞发射抗体，把抓到的所有细菌都黏在了一起。

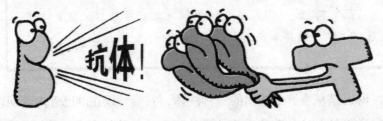

抗体！

5. T细胞命令B细胞进行大量的复制，以便消灭其他在附近游荡的细菌。

6. 巨噬细胞游到那些被黏合的细菌附近，伸出像果冻一样的长臂把它们团团裹住，接着再把这些细菌通通吃掉！巨噬细胞一次可以抓住并吞食20个细菌，还能溶解那些活着的细菌。祝贺你，你胜利了！

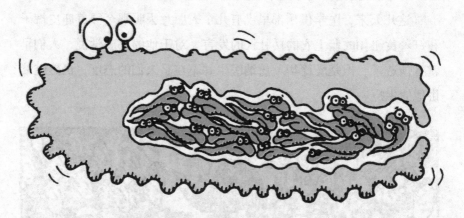

如果你没有牺牲太多的白细胞而杀死了所有的细菌，那就证明你胜利了。在战斗中失去了10万个左右的白细胞不是什么大事，但如果数量达到几十亿个时，你就要小心了。这个时候，你的身体战场上可能处处都留下了没有被完全消灭的病菌！

怎样获得强大免疫力

如果你得过某些疾病，就不用担心它会再找你的麻烦了——永远不用担心。因为你体内的白细胞已经储存了制造相应抗体的信息。依靠这种方法，你的身体可以存储180亿种抗体的相关信息，听起来了不起吧！但有时你的免疫系统需要援助——这也是你要接受疫苗注射的原因。当你被针头猛戳一下后，一些已经死亡的细菌就被注入了你的身体。呃，恶心……

这样做的目的是为了让你的身体产生相应的抗体，以抵抗大规模的细菌侵入。这个令人疼痛的过程被称为疫苗接种。现在，就来看看疫苗注射是怎样从1796年发展至今的吧。

只是扎一针

一些听众无礼地打着哈欠或是不屑地嗤之以鼻。一个人小声嘀咕说："那个叫詹纳的家伙又开始讲什么牛痘了！"

这几天来，医学俱乐部里没有几个人愿意去听那个穿着鹿皮裤子和钉着黄纽扣的蓝上衣的矮壮汉的发言。对于他的那套学说，人们早就腻烦透了。但是爱德华·詹纳医生并不在乎人们的态度，仍然继续讲他的牛痘。

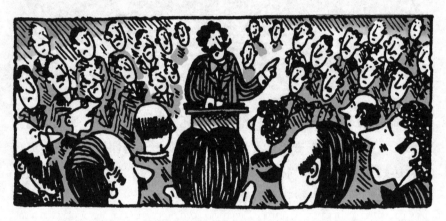

"天花病夺走了上百万人的性命。它引发高烧，还会使身体遍布脓疮，就连那些幸免活下来的人也要留下一身疤痕。不过，我相信，那些得过轻微牛痘的人已经有了对天花病的免疫能力，不会再得天花病了！"

"你为什么不试验一下？！"有人喊道。

"对呀，"另一个人嚷道，"用你自己的身体试试。"

"但是，"詹纳大声压住众人的吼叫，"很多民间传说都证明这是真的！"

听众席中爆发出一阵哄笑——他们根本不相信什么民间传说。

詹纳背靠着椅子坐了下来——又是一次羞辱。他想起了自己8岁那年去看病的经历。当那个医生拿着一根巨大的针走到他面前时，小詹纳被吓坏了——那根针头上还在往下滴一些取自天花病人身上的脓血！这是当时接种疫苗的传统方法，然而，使用活细菌进行疫苗接种也是一种十分危险的方法。医生用针头划开接种者的皮肤后，放入极少量的细菌会使人患上轻微的天花病，从而产生抗体以防止疾病的全面发作。但是，这次可怕的手术却让小詹纳发起了高烧，甚至差点死掉。

一定会有更好的办法！詹纳确信，那些挤奶时从病牛身上感染了牛痘的人就再也没得过天花。如果能够证明这一点的话……

一天，一个名叫莎拉·内尔梅丝的挤奶女工来到詹纳用作诊所的地方——在花园里支起的临时小帐篷里。这个女孩的身体状况很糟。

她划破了自己的手。当詹纳给她做检查时发现了一些青蓝色的斑点。

"你得了牛痘，莎拉？"

"是的，先生，"挤奶女工的脸红了起来，"但至少我不会得天花了。"

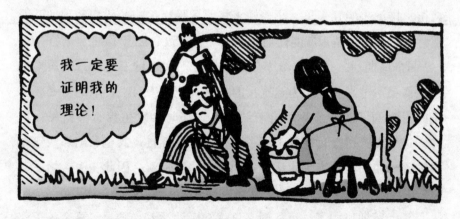

詹纳笑起来。"莎拉，如果你同意的话，我想做一个小实验。"

詹纳医生用针从莎拉的手上提取了一滴脓液，然后……为了这个时刻，他已经等了20多年。他决定把这些脓液注射进詹姆士·菲普斯这个8岁男孩的体内。

当詹纳看到小男孩充满恐惧的眼神时，他突然想起了自己小时候的那段恐怖经历。

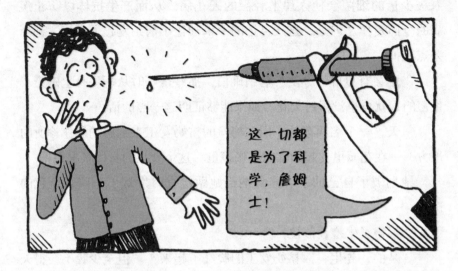

于是，詹纳闭上双眼，咬紧牙关，用针头在小男孩的手臂上划了两道。接下来的几天里，小詹姆士将要承受患牛痘的酸痛和种种不舒适感。然而，这是否就能让他躲过天花病的致命侵害了呢？

6个星期后，詹纳又给小詹姆士做了一次接种。这次，他紧张得连气都喘不过来——因为这次用的是从天花病人身上提取的脓液。真正的考验到了。两周后才会有结果，到那时会发生什么事情呢？也许，这个小男孩会背痛得走不了路，发烧、颤抖，甚至长出那些致命的脓斑，如果詹纳错了的话，这个可怜的孩子就会因此丧命。然后，这位医生就会因谋杀病人的罪名而被判处死刑！

几个星期过去了，小詹姆士仍然健康地活着。结果，这个孩子获得了对天花病的免疫。但还是有人看不起詹纳，他们甚至编出歌谣，污蔑那些已经接受牛痘注射的人会变成奶牛。

但是，詹纳医生很快就发表了一本书来反击这些人。书中附加了很多彩色图片，展示的都是各种充满了脓液的牛痘水泡。越来越多的医生支持詹纳的理论，很多有钱人也开始纷纷要求詹纳为他们接种疫苗。人们开始认识到，为了预防天花，"这一针"是值得扎的。

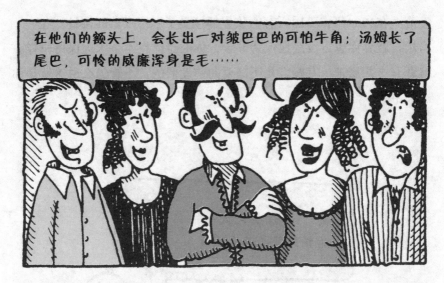

就这样，詹纳医生获得了巨大的财富和成功，但他并没忘记那个给他带来这一切的男孩。想知道他送了小詹姆士一份什么样的礼物表示感谢吗？

a）在男孩住的茅草屋门前摆满了鲜花。

b）一根纯金制成的针。

c）一个先令（相当于五便士）。

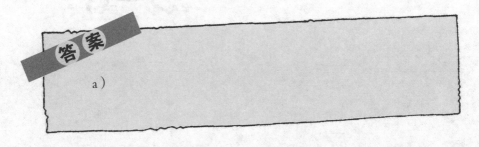

答 案

a）

治愈天花

接下来，天花病毒没有肆虐多长时间。在欧洲和北美大陆，各国政府都规定国民必须进行疫苗接种。1980年，在进行了一次具有决定意义的世界范围的疫苗接种之后，世界卫生组织庄严地宣布：天花病已经从地球上完全消失了。同时，科学家们又发现了更多预防疾病的疫苗。在1994年，英国所有的孩子都接受了麻疹疫苗的接种。哇——
当然，就算你想方设法地保持健康，你的身体也不会永远保持原样。
就算有点儿痛苦，有些事儿还是要向前发展的。不管怎么说这就是你
成长中的一部分。

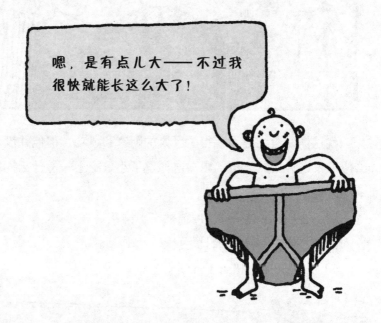

成长的烦恼

不管你是否喜欢自己的身体——它都会长大。在你出生之前，你就已经开始成长。出生之后的前20年里，你的身体会不断长大。你的成长对父母来说也许有点儿痛苦，因为你不断地需要新衣服和新鞋子。可是，当你停止成长并开始衰老的时候——更大的痛苦可就来了！

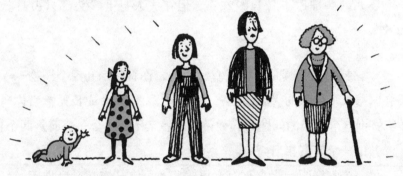

亲戚带来的烦恼

成长的最大烦恼来自于那些愚蠢的亲戚对你的评头论足。每到圣诞节的时候，他们就会来到你家里，把你从头到脚都打量一遍，然后感叹地说："怎么还没长个儿啊？"在这个时候，你最好的回击办法就是面带悲哀地说……

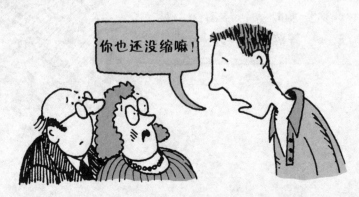

你也还没缩嘛！

等一等，你最好还是保持沉默吧，否则就什么礼物也得不到了。下面有几件关于成长的事，你最好能了解一下。

长高的故事

1. 你不会总以一个速度成长。在头两年里你会长得很快，到了10岁时趋于平缓，进入青春期后你又会飞速地成长起来。

2. 在成长过程中，你身体各部分的比例将会发生变化。例如，一个婴儿的头部占了身长的25%，但在成人身上，头部只占身长的12.5%。

3. 这样的变化真是值得庆幸，否则，你看起来会像个怪物——你不会愿意长个巨型的大脑袋吧？但是，人为什么会成长呢？当你向科学家咨询这个有趣的问题时，你得到的答案不是一个——而是两个！

其中一个答案相当简单。

另一个答案听起来会更有意思一些，可它却实在拗口难懂，其中包括大量的科学术语，看完之后，你做出自己的决定了吗？你想先听哪一个答案呢？

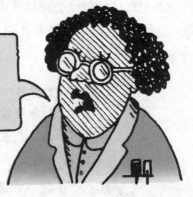

染色体以及激素变化会引起人体结构增大，还有……以及……等等……

比较简单的回答

你生长的速度会受到日常饮食的影响。营养均衡的饮食当然会比扒拉几口猪都不吃的东西更能让人长高（不，我可没有批评学校食堂的意思）。健康状况也是一个重要因素，一些骨骼疾病会阻碍人的正常生长。

极其复杂的回答

你的生长速度由大脑分泌的激素来控制。那么，究竟什么是激素呢？我想，这是你开始理解后面那些极其复杂的回答之前必须要弄懂的问题。

激素档案

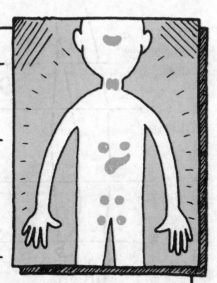

姓　名：激素

位　置：由身体不同部位的腺体分泌。

作　用：引起体内各种变化。例如，有些激素会让青春期的孩子显现出成人特征。

恐怖细节：激素会引发一些可怕的问题（请往下看）。

惊人特征：由肾上腺分泌的皮质素是叫你起床的生物钟！

寻找你身上的腺体

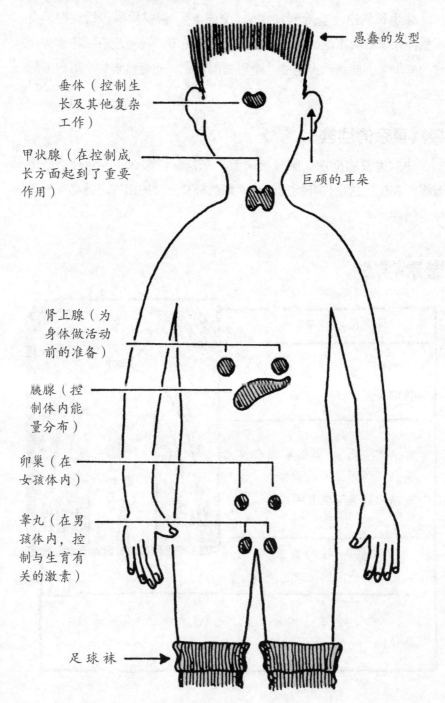

愚蠢的发型

垂体（控制生长及其他复杂工作）

甲状腺（在控制成长方面起到了重要作用）

巨硕的耳朵

肾上腺（为身体做活动前的准备）

胰腺（控制体内能量分布）

卵巢（在女孩体内）

睾丸（在男孩体内，控制与生育有关的激素）

足球袜

成长和遗传基因

人为什么会生长呢？答案是这样的：大脑垂体分泌的激素在命令你的身体生长！生长激素穿过细胞壁，进入细胞核心与遗传基因相会。在生长激素的指示下，遗传基因命令细胞生长、分裂，从而使整个身体生长。那么，遗传基因到底是什么呢（早就说过，这个答案很复杂）？

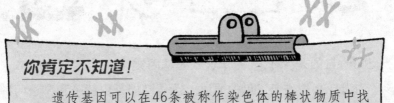

你肯定不知道！

遗传基因可以在46条被称作染色体的棒状物质中找到。它里面包含着一种可以决定身体各部分将成为什么样子的遗传密码。在这些密码里储存着数量惊人的信息。如果你把一个细胞内的全体密码按照这本书的字号大小写下来的话，它可以达到10 000千米的长度。

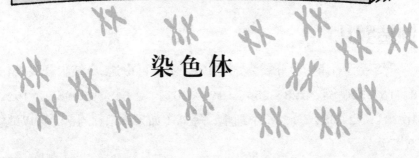

染色体

出生问题

你的亲戚们也许认为，你在过去的1年里长大了许多。其实，这和你出生前的速度比起来简直算不了什么。你也许记不起那么久以前的事了，当时是这么回事——

大多数动物需要交配才能繁衍后代（不需要交配的只有那些通过显微镜才能看到的果冻状生物。它们把身体裂成两半以产生后代，听起来真痛啊）！人类也是通过交配来繁衍后代的。好了，你可以想象一下，如果你可怜的父母通过分裂来产生你的小弟弟，天哪……

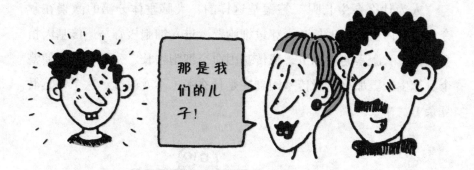

　　交配的目的是为了让父母双方的基因结合在一起，所以，这就是孩子们为什么长得像父母的原因。遗传基因是由精子和卵子两种特殊细胞来传递的。精子来自男性的睾丸，而卵子来自女性的卵巢（不过，人类的卵细胞可比鸡蛋要小多了——你需要用显微镜才可以观察到）。男性每次可以释放400 000 000个蝌蚪状的精子，但其中只有一个精子能进入卵子，最终发育成婴儿。

制造婴儿

　　受精后的卵子会分裂为2个细胞，然后再由这2个细胞分裂成4、8、16、32、64、128、256、512、1 024、2 048、4 096、8 192、16 384、32 768、65 536 个细胞，等等（如果你乐意的话，可以继续数下去）。

　　就这样，从最初的2个细胞发展到构成人体的全体细胞——肌肉、骨骼、牙齿、大脑、肝脏、眼球、汗腺及其他器官所需的人体细胞。接下来，细胞们不断进行着分裂和归类，从小小的细胞球变成了一个完整的胎儿。一个纤弱却惊人的人类新成员就这样形成了。

不可思议的婴儿期

你也许认为婴儿既没用又令人讨厌。除了睡觉、吸吮、呕吐和大哭大闹以外，他们什么都不会。其实,婴儿都很奇妙（问问他们的妈妈和爸爸吧）。而且，婴儿期是人一生的身体成长中最不可思议的一个时期。看看下面这些怪事儿吧，猜猜它们中哪些是真的，哪些是假的？

1. 在出生前的238天里，胎儿的体重增加了500万倍（真幸运，你现在不会长这么快了）。　　　　　（真/假）

2. 在这段时间里，胎儿会在妈妈充满液体的子宫里快乐地游动。他有时会翻个筋斗，还会用手指甲挠挠自己。

（真/假）

3. 胎儿通过一条被称作脐带的管子从妈妈那里得到营养，这条脐带和胎儿的肚脐眼连接在一起。　　（真/假）

4. 在出生前的一个时期，胎儿的全身开始长出毛发。

（真/假）

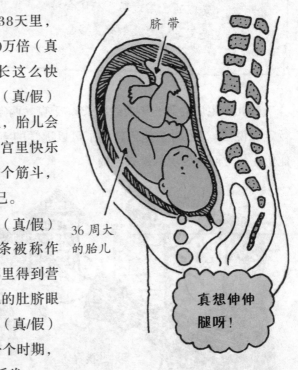

脐带

36周大的胎儿

真想伸伸腿呀!

5. 胎儿有天生的节奏感。在出生之前，他们就会随着外界的音乐手舞足蹈。　　　　　　　　　　　　　　　　　　（真/假）

6. 刚出生的婴儿分不清颜色，只能分辨黑色和白色。　　（真/假）

7. 婴儿比成年人多9000多个味觉细胞，所以他们的味觉要比成年人灵敏。　　　　　　　　　　　　　　　　　　　　（真/假）

8. 婴儿能够记住别人的面孔。　　　　　　　　　　　（真/假）

9. 婴儿能够辨别外语。 （真/假）

10. 婴儿比成年人睡眠多，但做梦少。 （真/假）

1~4、7~9是真的。

5、6是假的，不过胎儿确实会对噪声做出踢打反应！

10也是假的，婴儿做梦更多！

婴儿出生后的第一年大约要长6.3千克。两年之内，他们就能直立行走和说话。5岁时，他们就到了可以上学的年龄。可是打那以后，他们在各方面的表现就越来越糟了。

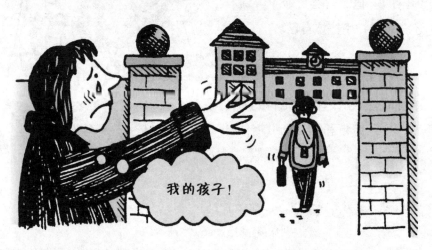

我的孩子！

极其糟糕的老年期

岁月真会跟人开玩笑，成年人的岁数越大就越不愿意承认自己的年龄。你也许觉得你的老师已经有98岁了。如果你敢问他这个问题，他或许会告诉你："我还年轻着呢！"老师们是不是很活泼？好了，不管怎么说，留神一下这些特征，它们足以证明你的老师的确老了。

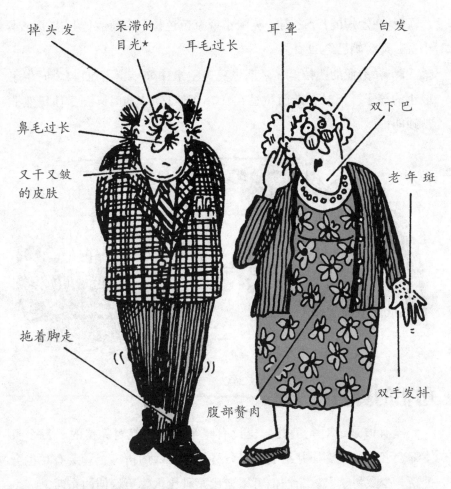

掉头发

呆滞的
目光★

耳毛过长

耳聋

白发

鼻毛过长

双下巴

又干又皱
的皮肤

老年斑

拖着脚走

双手发抖

腹部赘肉

★ 就是眼神移动得很慢。

成绩卓著的老人

但是不要把你可怜的老师看成是个老掉牙的家伙，记住，老人（包括你所有的成熟的老师）是智慧和学识的象征，许多有名的人都在他们的晚年为世界历史作出了杰出贡献。

▶ 成吉思汗（1162—1227）是一个蒙古统帅，在他60多岁时，他征服了地球上已知的大部分土地。

▶ 威廉·格拉休斯顿（1809—1898）在80多岁时成为了英国首相。

151

▶ 在短短的1年之内，英国小说家芭芭拉·卡特兰德写出了26本小说，那时她已经82岁了。

▶ 乔治亚的西拉里·米斯里莫夫生于1806年，当他131岁时生了最小的孩子。而且，老西拉里在1973年他168岁的时候，身体仍然非常硬朗！

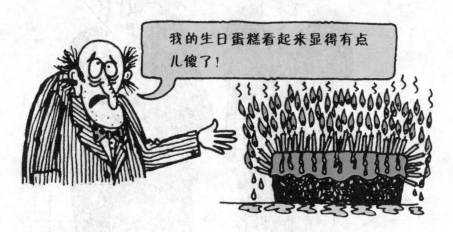

可怕的真相

没有谁是绝对完美的，也没有哪个身体是绝对完美的，每个身体都会衰老、会疼痛并经受来自各种可怕疾病的折磨，骨头有时也会折断。少数科学家认为他们可以造出某种比人体更好使的东西，一个全新的、经过改进的、手工制造的躯体，或是一台可以取代人类躯体的机器。

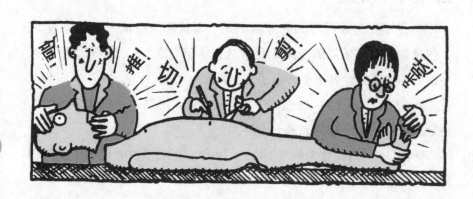

但是值得去费这么大劲儿吗？尽管有缺陷，人的身体仍然是整个宇宙中最神奇、最完美、最不可思议的机器，而它却只属于你！你的身体可以做任何机器都无法做到的事情。它可以成长，而且当它努力工作时，肌肉也会变得发达；它可以走几千千米的路也不会觉得累，脚掌甚至可以再生、变厚，使行走变得更容易。

你的身体可以做101件不同的事情，而且在所有这些事情中最让人震惊的，是你可以同时做这些事！

▶ 你可以在骑自行车时消化你的午餐。

▶ 在踢足球时想象你正在参加世界杯决赛。

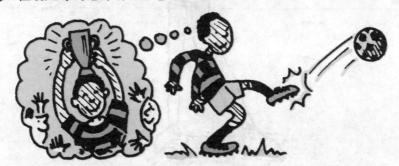

▶ 你可以一边听音乐，一边做家庭作业，甚至还可以大嚼薯片！

　　身体会受到可怕疾病的折磨，这是事实，但接下来它就会痊愈，它真的可以做到治疗和修复它自己。你所要做的唯一一件事情就是给它提供好的饮食和适当的运动。善待你的身体吧，它会健康一生。当然，当你走进维克托博士的实验室，看到那些人体碎片、骨头、装在瓶子里的鲜血时，你也许还是会说："呃，好可怕呀！"

　　但是，你是不是也开始承认，身体在你的脑海中不再只是可怕的代名词了，它开始变得有趣和神奇了，这就是《可怕的科学》献给你的"神奇的礼物"！

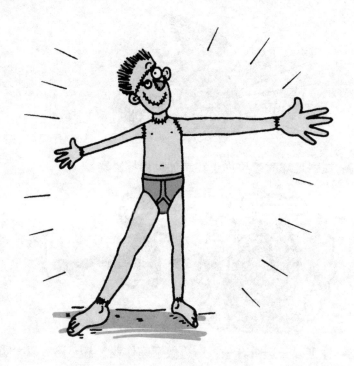

疯狂测试

神奇的肢体碎片

快来看看

你是不是一个血液、骨骼和器官方面的专家！

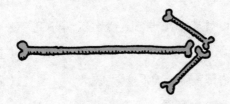

神奇的身体

　　你的身体是世界上最精妙的一套装备。它先进到让人不可思议，有时候甚至让人怀疑它究竟是不是真的。下面列举了一些身体的奇特机能，看看你是否能分辨出哪些是正确的哪些是错误的呢？

　　1. 每年你有三分之一的大脑细胞会死去。　　（正确/错误）

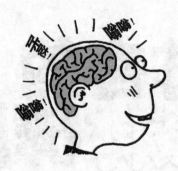

　　2. 肌肉只能完成拉扯，而不能推挤。　　　　（正确/错误）

　　3. 你的肾脏每分钟最多可以过滤200升血液。（正确/错误）

　　4. 当你睡着时，大脑就完全停止工作了，所以你不会察觉到任何画面、声音或者其他一切会影响你睡眠的事物。

　　　　　　　　　　　　　　　　　　　　　　（正确/错误）

　　5. 即使失去一半的血液，也不会对你的身体造成损伤。

　　　　　　　　　　　　　　　　　　　　　　（正确/错误）

　　6. 血液在体内循环一圈再回到心脏只需不到一分钟的时间。

　　　　　　　　　　　　　　　　　　　　　　（正确/错误）

　　7. 每个人体内都一共有206根骨头。　　　　（正确/错误）

　　8. 人体内的血液循环是一个单向循环，血液从心脏出发经过动脉，然后再经由静脉最后回到心脏。　　（正确/错误）

1. 错误——你的大脑细胞从你一出生就开始慢慢死去，并且绝大多数脑细胞不会再生。

2. 正确。

3. 正确。

4. 错误——大脑时刻倾听着那些预示着危险的声音。

5. 错误——当身体失去一半血液的时候，人就一命呜呼了。

6. 正确。

7. 错误——大多数人体内有206根骨头，但有些人会多长出一些骨头，比如多出一对肋骨。

8. 正确。

不可思议的器官

为了让你能够健健康康地活一辈子，你体内的器官始终都竭尽全力地工作着！单是要维持你平凡的生活，它们就得付出许许多多的时间，然而对于这些你是否真的心存感激呢？做一下这个测试，看看你的器官到底有多么神奇？

1. 哪个器官拥有500项功能（这些只是目前科学家所掌握的功能）？

提示：学校餐厅的菜谱中有这个器官。

2. 哪个器官的右边比左边大？

提示：深呼吸一下，再仔细想想。

3. 你身体里最重的器官是哪个？

提示：它每时每刻都包围着你。

4. 哪个器官会形成尿液？

提示：你有两个这样的小器官。

5. 哪个器官为了避免自我消化，每两周会生成一层新黏液。

提示：它会给你带来胃痛。

6. 体内的哪个器官会根据你的心情而改变工作速度？

提示：你心跳了吗？

答案

1. 肝脏。

2. 肺（右边的肺比左边的稍大一点）。

3. 皮肤（完全正确，皮肤也是器官，依照你的身材它可以重达2.5~4.5千克）。

4. 肾脏。

5. 胃。

6. 心脏（你的心情会影响到你心跳的速度）。

奇妙的感觉器官

你身体中的感觉器官是十分奇妙的。它们帮助你和外界交流，并呈现给你一系列复杂的画面、声音和味道，但你足够了解你的感觉器官吗？做做这个测试，看看你究竟知道多少？

1. 你的每只眼球中共藏着多少个感光细胞？

a）600万个

b）3个——分别为红色、蓝色、绿色

c）1 952个

2. 鼻子中的纤毛有什么功能？

a) 产生鼻涕

b) 清除鼻部通道里的黏液

c) 把气味信号传递到大脑神经

3. 身体哪一敏感部位能够把触觉信息传送到大脑?

a) 手指甲中的蛋白质

b) 血管

c) 神经末梢

4. 耳朵的哪一部分能把声音信号转换成神经信号再传送到大脑?

a) 耳垂

b) 耳膜

c) 耳蜗

5. 咽鼓管连接的是哪两个器官?

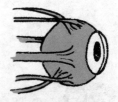

a) 眼睛和鼻子

b) 耳朵和嘴巴

c) 嘴巴和眼睛

1. a), 2. c), 3. c), 4. c), 5. b)。

完美的身体机能

你的身体是由许许多多强大的部件所组成的，它们能完成各种各样的复杂任务。你能把这些部件和它们相对应的机能搭配起来吗？

1. 把感觉器官所获取的信息传送到大脑

2. 通过肠道挤压食物

3. 呼吸空气为身体提供氧气

4. 从血液中过滤掉废弃物

5. 磨碎食物帮助消化

6. 调节体温

7. 在体内传送氧气

8. 控制体内糖分

a）皮肤　　　　　e）肝脏

b）胃　　　　　　f）神经

c）肾脏　　　　　g）肌肉

d）血液　　　　　h）肺

答案

1. f），2. g），3. h），4. c），5. b），6. a），7. d），8. e）。

"经典科学" 系列（26册）

肚子里的恶心事儿
丑陋的虫子
显微镜下的怪物
动物惊奇
植物的咒语
臭屁的大脑
神奇的肢体碎片
身体使用手册
杀人疾病全记录
进化之谜
时间揭秘
触电惊魂
力的惊险故事
声音的魔力
神秘莫测的光
能量怪物
化学也疯狂
受苦受难的科学家
改变世界的科学实验
魔鬼头脑训练营
"末日"来临
鏖战飞行
目瞪口呆话发明
动物的狩猎绝招
恐怖的实验
致命毒药

"经典数学" 系列（12册）

要命的数学
特别要命的数学
绝望的分数
你真的会＋－×÷吗
数字——破解万物的钥匙
逃不出的怪圈——圆和其他图形
寻找你的幸运星——概率的秘密
测来测去——长度、面积和体积
数学头脑训练营
玩转几何
代数任我行
超级公式

"科学新知" 系列（17册）

破案术大全
墓室里的秘密
密码全攻略
外星人的疯狂旅行
魔术全揭秘
超级建筑
超能电脑
电影特技魔法秀
街上流行机器人
美妙的电影
我为音乐狂
巧克力秘闻
神奇的互联网
太空旅行记
消逝的恐龙
艺术家的魔法秀
不为人知的奥运故事

"自然探秘" 系列（12册）

惊险南北极
地震了！快跑！
发威的火山
愤怒的河流
绝顶探险
杀人风暴
死亡沙漠
无情的海洋
雨林深处
勇敢者大冒险
鬼怪之湖
荒野之岛

"体验课堂" 系列（4册）

体验丛林
体验沙漠
体验鲨鱼
体验宇宙

"中国特辑" 系列（1册）

谁来拯救地球